Spiritual Culture
青心文化

在阅读中疗愈 · 在疗愈中成长

READING&HEALING&GROWING

全新修订本

# 疗愈场

# The Field
The Quest for the Secret Force
of the Universe

〔美〕琳内·麦克塔格格特
（Lynne McTaggart） 著

蔡承志 译

中国青年出版社

# 目录

# 序言

## 即将来临的变革

我们正处于一场革命的开端——它和爱因斯坦发明相对论所引发的那场变革同样大胆，且影响同样深远。科学最前沿的新观念纷纷出现，质疑我们对世界运作的一切信念，也挑战我们对自己的定义。这类发现证实了宗教的主张：人类的非凡特性，远远凌驾于肌肉和骨头的组合之上。从最根本的层面来讲，这门新科学为困扰科学界数百年的几项问题做了解答。从最深远的范畴而论，这就是一门研究超自然奇迹的科学。

几十年来，来自世界各地深受尊崇的科学家在各自的专精领域，做了许多精心设计的实验，所得结论显然违背当代生物学和物理学原理。总的来说，这类研究产生了丰富的信息，让我们更理解支配人类身体和宇宙其他现象的核心组织力量。

他们的发现令人震惊。从人类的基本元素来看，我们并不是一种化学反应，而是种能量蕴藏。人类和一切生物，都是一种能量场里面的能量组合，而且和世界上的其他东西全都彼此相连。这种脉动能量场，就是我们的本质和意识的核心动力机，我们最终存在形式的组成要素。

我们的身体和宇宙之间并没有"我"和"非我"的二元分界，这其中只有一个基础的能量场。这个场就是我们心智最高功能的成因——指引我们身体成长的信息源头。这就是我们的脑、我们的心，还有我们的记忆——没错，这正是古今世界的蓝图。决定我们健康不健康的最后决定力量，并不是细菌或基因，而是必须引用这股力量，身体才能摆脱病痛。我们都隶属于这个世界并投入其间，无法与之分割，而我们唯一的根本真理，就是我们和世界的关系。"场，"爱因斯坦曾经扼要地说，"就是唯一的实在。"

直到最近，生物学和物理学都还是牛顿这位现代物理学之父所支持观点的奴仆。我们对这个世界以及我们在其中所处的位置的一切信念，全都引申自 17 世纪时形成的观念，而且时至今日，这依旧是现代科学理论的基石。根据这些学说，宇宙间的所有元素都是彼此独立的，可以分割，而且完全自成格局。

追根究底，这样便造就出一种带分离属性的世界观。根据牛顿所描述的有形世界，物质分子各自遵循一定的运动定律，在时间和空间里面移动——宇宙是一部机器。在牛顿构思出运动定律之前，法国哲学家勒内·笛卡儿已经提出了革命性创见，他认为我们——以我们的心灵为表象——和构成我们身体的无生命物质是两回事，身体只是一台运作顺畅的机器。世界是由一批互不相干的细小物体所构成，而且其如何运行是可以预见的。这其中，疏离最甚的就是人类。我们身处宇宙之外，冷眼旁观。尽管基于不明原因，我们的肉体和真正的自我是分离的，不过我们还有"另一个"我——意识心灵——来进行观察。

尽管牛顿的世界始终是如此中规中矩，却总归是个孤寂的荒僻处所。世界继续运行，对于这个庞大的齿轮箱来说，有没有我们都没有关系。牛顿和笛卡儿只用了几手灵巧的招数，就把上帝和生命从物质世界抽离了，也把我们和我们的意识全都抽离出我们所处世界的核心。它们把心和灵魂从宇宙中分离了出来，只留下一堆环环相扣却毫无生机的组件。其中最重要的一点，正如丹娜·左哈尔在《量子自我》一书中所述的那样，"牛顿的见地把我们从宇宙的构造中撕了出来"。

随着达尔文学说的发展，我们的自我形象也愈加凄恻。根据他的进化论，生命是随机出现的、具有掠夺性、没有目标，且独立存在（不过，目前新达尔文派已经作了理论修正）。要么就当最好的，要么就别想生存。人类并不是进化中偶发的产物。归结到最基本的层面，人类承续自祖先的庞杂生物遗产，只有 个核心：求生存。取食或被吃掉。人性精髓就是一种基因恐怖分子，能够有效处理所有比较弱小的环节。生命不是要分享和相互依存，生命就是要求获胜，要抢先抵达。倘若真的存活下来，那么就要独自生存于进化树的最顶峰。

这种把世界当作机器，把人类当作求生机器的思维典范，促成我们由技术角度来认识宇宙，然而对于我们来说，至关重要的真正的知识却几乎没有。就心灵和形而上学层次来说，机器典范却造就出最绝望又最冷酷的孤寂感受。这种典范也没有帮助我们认识人类本质的最根本奥秘：我们是如何思考，生命是如何开始，我们为什么生病，单细胞是怎样转变为五脏俱全的人类，还有，在我们死后，人类意识会陷入什么处境。

尽管这种机械式分离的世界观并不令人信服，纵使这与日常体验并不相符，我们也只能继续倡导。许多人向宗教寻求庇佑，但求脱离我们眼中那严酷又空虚的存在现况，也祈求宗教一以贯之、共享社群和有所为的理想，这或许能够提供帮助，然而其所凭借的世界观，却与科学信念相抵触。追求心灵生活的人，都要陷入这种对立世界观困境，徒然挣扎，无法调和这种两极观点。

20世纪初期，就在量子物理学萌芽之时，早就应该把这种分离的世界彻底毁弃。当年量子物理先驱瞥见物质的最深层核心，他们对于所见都大感震撼。最细小的物质组件，根本不是我们所知的物质，甚至还不是固定不变的"某种东西"，事实上，它在某个时候是某种东西，换个时候又会变成完全不同的东西。还有更奇怪的现象，那些组件在同一瞬间还经常有机会变成多种不同的东西。不过最重要的是，只有在与其他一切事物都产生关联时，这类次原子粒子才有意义。就最根本的层面来说，物质并不能切割成为自成格局的细小单元，追根究底，物质是完全不可分割的。只有把宇宙当成相互关联的动态网络，才能够认识宇宙。一旦产生接触，万物便跨越一切时空，始终保持接触。的确，时间和空间的观念，本身就显得反复无常，不再适用于这种世界层次。我们心目中的时空其实都不存在，就我们眼界所及，万象都只不过是此时此刻的一片辽阔景象。

量子物理学先驱埃尔温·薛定谔、维尔纳·海森堡、尼尔斯·玻尔和沃尔夫冈·泡利都曾涉足形而上学，对这个领域也颇有心得。倘若电子和其他万物同时都有连带关系，那么就整体而言，世界的本质便有其深远意义。他们观测次原子世界，发现了一些奇特现象，于是便转求哲学典籍，设法理解其中所含的深奥真理。泡利细究心理分析论和原型思维，还有犹太教的"卡巴拉"神秘思想；玻尔则求助于道家思想和中国哲学；薛定谔涉足印度哲学；海森堡则参考古希腊柏拉图学说。然而，他们还是无法融会贯通，领悟不出量子物理学的心灵意义。玻尔甚至在门口挂了一个标志，上书："工作中，哲学家莫入。"

那时量子论还有一个很实际的问题有待解答。玻尔和他的同事所做的实验、所学的知识都只能达到一定程度。他们所做的实验，都是以无生命的次原子粒子为对象，在实验室中演示这种量子效应。据此，随后的科学家自然都要假定这种奇特的量子世界只存在于无生命的物质界，所有的生命都依旧依循牛顿和笛卡儿的定律来运作，这种观点正是整个现代医学和生物学的信息根源。就连生物化学也遵循牛顿力学和物体碰撞现象来运作。

那么我们呢？突然之间，我们已经成为一切自然进程的核心，却没有人能够完全认识到这一点。量子研究先驱已经发现，我们和物质的关系至关重要。长久以来，次原子粒子都是以一切可能的状态存在，最后才受到我们（从事观察、测量所造成）的干扰，最终固定下来，成为真正的东西。我们的观测行为（我们的人类意识），在这种次原子通量过程中扮演着最关键的角色，促使它们固定下来，然而海森堡和薛定谔却完全没有把我们纳入数学运算中。他们看得出基于某种原因，我们是其中的关键，却不知道该怎样把我们纳入其中。就科学而论，我们依旧是身处外界并冷眼旁观。

量子物理的理论分歧始终没有消融，量子物理学降格成为极好用的技术工具，成为制造炸弹和现代电子产品的关键。其中的哲学意义已经完全被人遗忘，只留下了其实用效益。由于薛定谔方程等量子数学都十分好用，因此就这种表象而言，现代物理学界的一般成员都愿意采信量子世界的诡异本质，然而面对违反直觉的整个量子现象，他们却都摇头排斥。电子怎么可能同时和一切事物互通音讯？电子怎么可能不是固定不变的单一对象，而且要等到经过检视、测量之后才固定下来？既然是团缥缈幻影，又怎么可能在你开始仔细端详之际就真的变成具体事物？

根据他们的回答，生物有一套真相，非生物则有另一套说辞，而且我们要接受这种明显矛盾的现象，和接受牛顿的基本公理没有两样。这就是那个世界的定律，这种表象也只能照单全收。数学有用，这就够了。

世界各地的一些科学家不甘心只是墨守成规，死记量子物理准则。他们要更深入求知，解决还没有答案的多项重大疑问。他们投入钻研、进行实验，跟随量子物理先驱的脚步，从足迹尽头接着走下去，然后开始更深入地探究。

好些人又想起几则方程，重新审视这些向来被量子物理学排除在外的方程。这些方程代表零点能量场——万物中介空间里面的微观振动汪洋。他们想到，若是在构思物质最基础的本质时，也把零点能量场纳入，那么宇宙的这种最底层基础，就是一片能量翻腾的大海，是个庞大的量子场。倘若这是事实，那么万事万物就全部相互关联，就像无形的网络。

他们还发现，我们也是由同类基本材料所构成。就最基础层级而言，包括我们人类在内，一切生物都是量子能包，不断与外界无穷尽的能量大海互通声息。生物发出微弱辐射，这就是生物历程最重要的方面。有关生命一切维度的所有信息，从细胞沟通到浩瀚的ＤＮＡ控制序列，全都是借由量子能级的信息交流来传达。就连我们的心智，照理应该要超乎物质定律的"另一个"我，却依旧是遵循量子过程来运作。思考、感受——所有高等认知功能——全都和遍及我们头脑、周身并同步于脉动的量子信息有关。人类脑部的次原子粒子和量子能量大海彼此互动，因此我们才产生知觉。实际上，我们正是和我们的世界共振。

他们的发现很奇特，背离正统理论。他们一下子就对生物学和物理学的多项最根本定律提出挑战。他们的发现很可能正是关键，可以说明世界一切信息的处理和交换现象，从细胞之间的沟通到世界整体知觉全都包括在内。他们的构想能够解决某些深奥的生物学难题，回答与人类形态和生存意识相关的问题。这种所谓的"死寂"空间，说不定正是生命之钥的藏身处所。

最重要的是，他们提出证据，显示在我们的最根本存在层次，所有人彼此都有连带关系，而且和世界也有牵连。他们以科学实验证明，或许整个宇宙都弥漫着一种所谓的"生命力"，也有人称之为集体意识。他们提出一种合理观点，或许能就各个领域通盘解释人类在过去几百年来都坚信不疑却苦无确凿证据，或无法圆满解释的各种信念，这好比另类医学的效用，甚至连祈求死后有来生都包括在内。就某种意义来讲，他们是为我们建立了一套宗教科学。

他们的见解能提升生命价值，和牛顿或达尔文的世界观并不相同。这种观念蕴涵秩序和控制，让我们更有活力。我们不只是大自然的偶发产物。我们的世界有其目的，也有一贯的道理，我们在世上的地位也是如此，而且我们对世界也有重大的影响。我们之所为、所思都有其意义——事实上，这也正是世界创生不可或缺的要素。人类不再是彼此分离的，我们不再位于宇宙边陲，不再从外界冷眼旁观。我们可以找到应有地位，回归世界的核心角色。

这些观念构成了叛逆要素。在许多情况下，这些科学家必须投入必败的战局，和根深蒂固的敌对体制抗争。他们的研究持续了 30 年，大半都没有获得认可，甚至还受到压迫，却不是由于研究质量的问题。这些科学家都是来自久负盛名的顶尖研究机构，包括普林斯顿大学、斯坦福大学，还有德、法两国的顶尖研究机构，而且他们还完成了无懈可击的实验。然而，他们的实验却挑战现代科学的核心理念，危及被奉若神明的几项信条。这些实验的发现违背了主流科学的世界观——把世界当成机器的观念。要承认这类新观念，就必须把现代科学的信仰弃置大半，而且从某方面而言，也就是要重头开创新局面。旧的守卫者没有这种观念。它不适用于现在的世界观，所以肯定是错的。

然而，一切都太晚了，革命势不可挡。《疗愈场》中提到的科学家，只是先驱人士中的少数。另外还有许多人紧随其后，提出质疑、进行实验、修正自己的观点、投身钻研真正探索者都该从事的研究。科学不应该只因信息不符现有科学的世界观就被斥为无稽之谈，正统科学必须开始回应信息，调整现有的世界观。这时也该适度降低牛顿和笛卡儿的地位，两位先知提出的历史观点，如今则已经落后于时代。科学完全是种进程，宗旨是要了解我们的世界和我们自己，科学并不是一套恒久不变的定律，每当新思潮涌起，旧观念往往就必须被扬弃。

《疗愈场》陈述这场变革的发轫历程。就像其他革命一样，刚开始也只有一小群叛逆分子，他们分头集结众力并凝聚气势——在一个领域有所突破，在其他方面产生发现，这不是齐头并进的大规模改革运动。尽管他们对彼此所做的研究都有认识，不过这群男女都是实验学家，通常并不喜欢大胆逾越实验的界线，全面检视所发现的东西有何蕴涵，或许他们也没有时间比对最新科学证据来探察究竟。这群科学家分头踏上发现之旅，也各自找到一桶泥土，却没有人有勇气宣布这是一片大陆。

《疗愈场》就是这方面的初期代表作品之一，本书试图整理这些有分歧的研究，统合构成完整体系。在这个过程中，这本书还提供了一些领域的科学论证，这些领域主要是在宗教、非传统医学以及新时代猜想。

尽管本书的论述内容，都是以严谨的科学实验为凭据，但我偶尔还是要揣摩推敲，由相关科学家提供协助，帮我统一整合，拼出全貌。在此我必须强调，就如普林斯顿荣誉退休院长罗伯特·雅恩经常说的，这套理论是一项"进行中的研究"。《疗愈场》部分篇幅所提出的若干科学证据，有些还没有经过其他独立团体重新验证。所有新观念都必须以初期尝试看待，《疗愈场》也是如此，本书试图收集个别发现，整合构成模型，其中部分将来必然要再进行琢磨。

同时我们最好把一句著名的格言谨记在心：正确观念永远无法被彻底证实，科学充其量也只能否定错误的观念。本书详尽说明的新观念也历经考验，若干知名科学家，曾经以正当试验做法，多次尝试，想要让这类观念名誉扫地，不过至今还没有人办得到。除非有证据批驳或再琢磨，否则这类科学发现依旧成立。

本书是为一般读者撰写，为了以浅显内容来传达十分复杂的理念，我经常必须借用隐喻，这只能粗浅显现真相。有时候，本书所呈现的新观念相当极端，必须耐心铺陈，我也无法保证这些部分都很容易被读懂。就笃信牛顿、笛卡儿的读者而言，书中有些理念会显得相当艰涩，因为在你们的眼中，世界万物往往都是毫无纠葛的独立的单元。

这里也有必要强调，这些全都不是我的发现。我不是科学家，我只是个记者，偶尔也做点诠释工作。荣耀要归于从事实验工作的学者，他们多数都默默无闻，只是在日常工作中发觉、领悟了惊人的真相。然后往往就在他们并没有完全理解的情况下，其研究成果便改头换面，演变成探究不可能的物理现象的学问。

琳内·麦克塔格特

2001 年 7 月于伦敦

你就是世界。

——克里希纳穆提（1895~1986）

第一篇

01

共振的宇宙

# 第一章　黑暗中的光明

　　埃德·米切尔的遭遇，或许是无重力现象造成的，也或许是由于他的感官全都扭曲了。当时他已经在返航途中，距离地表约有 25 万公里，老家就位于云层掩映、蓝白相间的新月形地表某处，透过阿波罗 14 号指挥舱的三角窗就可以看见。

　　两天之前，他成为第六个踏上月球的人。旅程圆满成功：这是第一趟肩负科学研究工作的登月任务，所获得的约 43 公斤岩石、土壤证明了这项成就。尽管他和他的指挥官艾伦·谢泼德，都没有登上那座标高约 230 米的古老圆锥陨石的山顶，不过其他预定项目都全都实现。那张罗列详尽的工作计划表，就贴在他们的腕部，几乎是把两天行程中每分钟的事项全都详尽列出，而且也都按部就班地完成。

　　他们还有一点考虑的并不周全，那就是这处重力微弱、又没有大气稀释作用的无人世界对感官会产生何种影响。那里没有树木或电话线一类的路标，事实上，在那片满布灰尘的景观里面，只有状似昆虫的心宿二号金色登月舱，除此之外什么都没有，对于空间、尺度、距离或深度的感觉，全都受到严重扭曲。早先米切尔就已经吃惊地发觉，在高解析照片上小心注记的每个导航点，距离至少是预期值的两倍。这就仿佛是在太空航行期间，他和谢泼德都缩小了，而从老家看来似乎是细小凸丘和脊线的月面构造，突然间全都膨胀了两米或更高。另外，在他们感觉到尺寸缩小的时候，会觉得自己的行动比以往都更轻盈。他体验到一种古怪的感觉，由于弱重力拉扯，他觉得自己很轻盈，尽管身上笨拙的太空装既沉重又臃肿，但每踏出一步，却都有浮力支撑的感觉。

那里还有太阳的扭曲效应，在这个没有空气的世界里面，阳光清亮，不受丝毫扰动。在这种炫目的阳光之下，就连较寒冷的早晨，在还没有达到130℃的最高温度之前，陨石山、地标、土壤和地面——甚至连太空本身——整个一片澄澈，醒目浮现。对习惯于大气柔和滤镜作用的人而言，那种鲜明阴影的轮廓，那种青灰色土壤的色彩变幻，完全是在玩弄诡计，以期蒙骗人们的双眼。有一次，他和谢泼德来到距离圆锥陨石山边缘还不到19米的地方，大约只剩下10秒钟路程，他们却深信自己没办法及时抵达，结果便掉头返回——这个疏失后来让米切尔悔恨不已，因为他一直期盼着能够到那里看个仔细，好好打量月球高地表面那处直径335米的穴内景观。他们的眼睛不知道该如何诠释这种超视觉状态，视野所及之处没有东西存留，却也没有东西藏匿不见，但所有东西都少了细节。放眼所见尽是鲜明对比和阴影，让眼睛不知所措。就某种意义来说，他双眼所见，比他历来所见全都更为鲜明，却也更加模糊。

## 发自内心的理性领悟

在执行排定的密集活动期间，他们几乎都没有时间反思和思考，或者针对这趟旅程更恢宏的目的进行任何思索。他们在宇宙间的航行距离已经超过之前的所有人，然而肩上的重担却令人气馁，他们知道自己每分钟都要花美国纳税人20万美元，老是觉得得不断注意时间，时时检视休斯敦为他们制定的紧张的日程安排，把预定的细项逐一完成。直到登月舱和指挥舱重新接合，以两天行程返航地球时，米切尔才能够把沾满月球土壤的太空服脱下来，身着长内衣裤放松心情，设法厘清思绪，把他的挫败和纷杂心思稍作整理。

小鹰号缓慢转动，就像铁叉上的烤鸡，这是为了平衡宇宙飞船各侧船身所承受的热效应。而在缓慢绕转期间，透过窗户可以不时地看见地球进入眼帘，在吞没一切的暗夜星辰当中，地球只是颗渺小的新月星体。从这个角度来看，当地球和太阳系的其他星球变换位置，进出视野，这时的天空并非只是位于那群航天员的上方，和我们平常所见不同，那是一种无所不包的实体，从四面八方把地球包覆在内。

就在米切尔朝窗外凝望之际，他经历了这辈子最奇特的体验：那是种"合为一体"的感受，仿佛所有行星和历来所有的人，全都以某种无形罗网的形式交结相依。片刻，那种恢宏格局让他几乎喘不过气来。尽管是照常转动旋钮、按压按钮，但他却觉得自己脱离了身体，仿佛是另一个人在执行导航。

似乎有种强大的力场把所有的人连结起来，把他们的意向和思维，还有每只动物，连同一切无生命物质形式，上下古今，完全包纳。他所有的举止和思绪全都会影响无垠宇宙的其余部分，而且无垠宇宙间的一切事件，对他也都会有雷同的影响。时间只是一种人为构造。他觉得自己所学的有关于宇宙，还有人类和事物有别的一切道理全都错了。没有偶发事件或个别意向。历经几十亿年绵延不绝的自然智慧，冶炼出构成他这个人的分子，同时也促成他本人的这趟航行。这不只是一种心智的理性领悟，更是他发自内心深处的排山倒海的感受，就仿佛是肉身向外延伸，跨出窗外，直抵无垠宇宙所能企及的最遥远疆界。

他并没见到上帝的脸孔。那不像是正规的宗教体验，更像是了悟至理的眩目显现——东方宗教常以"一体忘我"称之。在那一刹那，米切尔仿佛发现且感受到了"至高力量"。

他偷觑谢泼德和阿波罗 14 号任务的另一位航天员斯图·罗萨一眼，寻觅他们是否也有这类体验的蛛丝马迹。不过，此时谢泼德和斯图显然都正下意识地从事他们分内的工作，因此他完全不敢提起，没有谈到他心中开始涌起的感受，他觉得那是他生命当中至关重要的时刻。

**秘密实验**

在整个太空计划当中，米切尔一向有点特立独行，而且以他 41 岁的年纪，尽管还是比谢泼德年轻，在阿波罗计划成员当中肯定算是比较年长的一员。噢，就这部分，他举止得体，模样也不错，一头黄棕色头发，阔脸，中西部长相，而且语气慵懒，讲话慢条斯理，就像是商务航班的驾驶员。不过，在旁人眼中，他还带点知识分子气息：成员中唯一同时拥有博士头衔和试飞员资格的人。他进入太空计划的途径肯定算是异数。他在麻省理工学院拿到天体物理学博士学位，他认为这样会让自己无可取代——他就是这么审慎地规划通往国家航空航天局的途径的。直到事后他才想到，以自己在海外累积的飞行小时数，还要再做增补才能获得进入国家航空航天局的资格。不过，提到飞行，米切尔可算是行家。他和其他同事一样，也曾经到莫哈韦沙漠，在查克·耶格尔的"飞行马戏班"中队待了一段时间，凌驾于飞机当初的设计构想之上，将飞机性能发挥到极致，甚至还一度成为同侪的教练。不过在他心目中，与其认定自己是名试飞员，他宁愿自诩为探索者：当代的真理探询者。他对科学的兴趣，始终和年轻时代对浸信会基本教义派的热情相持不下。他成长于新墨西哥州罗斯韦尔市并非偶然，那里正是人类目睹第一起疑似外星人事件的发生地点——距离美国火箭科学之父罗伯特·戈达德的家，只有约 1.5 公里的路程，而跨过山脉几公里之外，也正是原子弹最早的试验场地。科学和灵性在他身上并存着，彼此角逐，不过，他期盼两者能以某种方式握手言和。

此外，米切尔还对组员隐藏了某些事情。那天傍晚过后，当谢泼德和斯图在吊床上就寝后，米切尔悄悄展开了行动，继续执行在这趟探月往返航程中一直在进行的实验。近来，他一直沉浸在意识和超感官知觉的实验中，花时间学习约瑟夫·莱因博士的研究成果。莱因是一名生物学家，他针对人类意识完成多项超感官领域的实验。米切尔最近结交了两位拥有博士学位的朋友，他们也都针对意识本质不断进行可靠的实验。他们都意识到米切尔这趟探月旅行将为他们带来独一无二的机会，得以试验人类传心术是否能超过莱因博士在实验室里使用的距离。这是千载难逢的良机，探知这种沟通方法是否能够延伸至远达地表所能够企及的距离之外。

从就寝时间算起，已经过了 45 分钟，如同他在航向月球两天期间的做法，米切尔取出一个小型手电筒，在用来写字的夹板纸上任意写下几个数字，分别代表莱因博士著名的齐纳符号，包括：方形、圆圈、十字形、星形，还有一对波形线。接着他有条不紊，逐一对着数字凝神专注地看，试图把他所选的项目"发送"回老家，给那群同事。尽管实验令人感到振奋，他却秘而不宣。曾经有一次，他想和谢泼德讨论意识的本质，不过他和这位上司并不是十分亲近，而且这样的话题在其他人心中是激不起米切尔那种迫切渴望的。脱离地球进入太空的航天员，有些曾经想到上帝，而且太空计划的所有成员也都了解，自己是在寻觅宇宙运作方面的新事物。倘若谢泼德和斯图知道米切尔努力在把自己的思维发送给地球上的人，他们将会比以往更加确信他就是个怪人。

米切尔完成当晚的实验，打算在隔天傍晚再做一次。不过，有了稍早的经历，他觉得几乎没有必要再做了，当时他在内心已有定见，深信人类心智彼此相连，人类和世界上其他的一切全是相连的。他的直觉让他接受这点，但他身体中另一部分科学的理性却觉得还不够。以后的25年间，他一直期望用科学为自己阐明真相。

米切尔平安返家。对当时而言，任何在地球上进行的自然探勘，都无法和前往月球相提并论。随后不到两年时间，最后三次探月航行都由于资金短缺而取消，于是他离开了国家航空航天局，开始了一趟真正的旅程。事实将会证明，探勘内太空将远比登月行动或寻访圆锥陨石山耗时，也困难得多。

米切尔并没有按照计划完成所有6次实验，而且过了一段时间后，他才把自己完成的4次数据拿来和同事在地球上的6段猜测过程所得的数据进行比对。结果确认双方的相符程度非常显著，侥幸发生的概率为三千分之一。他的超感官知觉小实验成功了，当时确实违反已有的逻辑推理，产生某种沟通现象。这些成果和莱因早先在地球上所完成的同类实验结果相符。

米切尔在太空中电光石火的瞬间体验，大大影响了他原本的信念，在他的内心引发细微裂痕。不过，那次经验最让米切尔感到困扰的是针对科学就生物学提出的最新解释，特别是在意识方面的阐述。如今这方面的理论应该算得上简约到令人不可思议。尽管他在麻省理工学院的那几年还读过探究宇宙本质的量子物理学，如今生物学看来却依旧深陷泥淖，困守400年前的世界观。当代生物学模型的基础，似乎依旧沿用牛顿的质能古典观点，实际存在的分离物体在没有东西的空间，按照可预测的方式移动。另外有些人则接受笛卡儿的观点，认为身体和灵魂（或称为心灵）是彼此分离的。在这种模型里面，没有任何东西能够精确映现真相，包括一个人的真正复杂特性、人和所处世界的关系，或最具体而言——人的意识。实际上，人类和组成身体的各个部位，依旧被当成机械装置。

有关生物谜团的生物学解释，大半都是解构研究对象，细分至渺小的显微尺度，企图借此来认识整体。据推测，身体是由于遗传铭印、蛋白质合成和盲目突变，才长成现有的模样。根据现代神经科学家所言，意识存在于大脑皮质区——这完全只是化学物质和脑细胞混合产生的结果。在我们脑中播放的画面，就是化学物质生成的，而观赏电视的那个"它"，同样也是化学物质所生成的。由于人体本身错综繁复的机械性运作，我们才得以认识这个世界。由此可见，现代生物学并不认为这个世界最终不可细分。

**量子世界**

米切尔曾在麻省理工学院研究量子物理学，当时他便了解，就次原子层级来看，牛顿观点，或者说是古典观点——认定万物都是按照令人安心的可预测的方式运作的理念——早就被更混乱也更不确定的量子论所取代，根据这项理论来推断，宇宙本身及其运作方式，全都不像科学界过去所设想的那般秩序井然。

在最基础的层级，物质并不能细分为独立存在的单元，甚至还不能做完整描述。次原子粒子和撞球不同，并非实际存在的细小对象，而是种尚未确立的振动能量包，这类能量包不能精确定量，其本身也无从被认识。其实它们都像是患了精神分裂症，它们的行为有时候像是粒子（局限在小空间内的固定事物），而有时候则像波（比较会扩散的振动事物，还会跨越大片时空向外延展），偶尔则既像波又像粒子。量子粒子无所不在。例如，电子从一种能级转入另一种能级时，新轨道似乎会同时针对所有的可能做充分测试，犹如想买房子的人试图在同时间住进街区的所有房子，接着才选定自己最后在何处落脚。万事万物都不确定，没有确切的位置，只是种可能性，或许可以在某个位置找到电子等事物，没有确立的事件，只是可能要发生的一种概率。在这个现实层级，没有任何事物是必然的，科学家必须甘愿靠概率来揣测。做计算时，充其量也只能得出概率——当完成某项测量，拥有若干比例次数得出某项结果的可能性。因果关系在次原子层级已不再成立。看似牢靠的原子，或许会突然经历某种内在分裂，却没有明显起因，电子无端从一种能级自行朝向另一种能级跃迁。一旦你越来越靠近地端详物质，你会发现那甚至都不是物质了，你连一个碰触得到、描述得出的实体都看不到，只剩下一群试验性的自我，全都同时列队四处游行。与拥有静态的确定性的宇宙不同，在物质的最基本层级，世界本身和各种关系都不确定、不可预测，那是种纯粹潜在的、有无限可能的状态。

科学家可以接受宇宙间万物普遍相连的现象，但这只适于量子世界，也就是说，只适用于无生物领域，而不适用于生物界。量子物理学家发现了次原子世界的一种奇特属性，称为"非定域性"，这是指量子实体（好比单一电子）在任意距离之外，瞬时影响其他量子粒子的能力，而实际上，它们彼此之间却没有任何作用力或能量的交流。这暗指一旦量子粒子相互接触，尽管后来彼此分离，却依旧保持联系，而且不管两者距离多远，其中一个有任何行动，始终都会影响到另一个。爱因斯坦谑称之为"鬼魅般的超距作用"，而他之所以认为量子力学并不可靠，这也是其中的一个主因。不过自1982 年以来，已经有几位物理学家检验这个现象，并确定这是事实。

"在物质的特定阶层，物体能够以超光速移行。"爱因斯坦这项最根本的公理错了。非定域性撼动了物理学的最底层根基，物质不能再以分离对象视之，行动不一定是源自可观测空间某处的可观察因素。次原子粒子细分时并无意义，只能够借由相互关系来认识。世界的最根本层级，就是一片纠结相依的复杂网络，永远不可细分。

这种宇宙相互关联的最关键成分，或许就是在一旁观察的生存意识。按照古典物理学的观点，实验者是个分离的实体，这群实验者藏身玻璃窗后默默观测，试图了解这个不管有没有自己在观测都仍持续运转的宇宙。然而，量子物理学研究却发现，一旦做了观察，完成测量，这时任意量子粒子的一切可能状态便全都会瓦解，构成一个不变的实体。

为了解释这类奇特现象，量子物理学家提出假设，认为在观察者和被观察对象之间有种连带关系——这类粒子原本只能视为"或许"存在于时空之中，然后当它们"受到扰动"，这时观察和测量动作，便迫使它们凝成固定状态——就像果冻凝固变硬。这种惊人的观测结果危及了现实的本质，也隐含令人不安的含义。这暗指观察者的意识造就了被观察对象。宇宙万物全都要受到我们知觉的影响，没有一件是真正独立的"东西"。我们每天、每分钟都在创造我们的这个世界。

## 挑战科学常规

看来，米切尔心中面临的主要矛盾在于，物理学家怎么会要人们相信棍棒和石块与内部的原子粒子竟然分别遵循不同的物理定律，而且竟然有一套定律规范细小物体，一套规范大型物体，一套规范生物，以及另一套则规范无生物！当然，古典定律肯定适用于运动的基本特性，可以用来描述骨骼是怎样把我们支撑起来的，或者我们的肺部是如何呼吸、心脏如何搏动、肌肉如何负荷重物的。同时，身体的多种基本功能，如进食、消化、睡眠、性功能，确实都要受到物理定律的规范。

然而，古典物理学或生物学，并不能说明其他的基本课题。比如，我们为什么能够思考？细胞怎么组织起来？为什么众多分子的变化历程，都是在瞬息之间同时运作？既然手臂、腿的基因和蛋白质并无两样，为什么却是分别发展出手臂、腿的样子？我们为什么罹患癌症？我们这部机器为什么这么神奇，能够自行疗愈？还有，什么叫作知道？——我们怎么知道我们知道什么？科学家或许能够明察秋毫，认识螺钉、螺帽、关节和各种轮子，然而他们对推动引擎的力量却是一无所知。他们或许能处理身体的最细微机制，然而对最基本的生命的奥秘，却显然还是一无所知。

如果量子力学定律不只适用于次原子世界，对整个世界也一样适用，不只适用于物质世界，也能在生物学应用，那么正规生物学显然有种缺失，因此才无法解释生物组织原理——讲不出人类意识之所以然。到头来，牛顿的理论还是由量子论学者着手修正，同样，或许海森堡和爱因斯坦两人也都错了，或至少只有部分正确。倘若量子论的生物学应用范围还能扩大，那么就可以强调一种观点，认为我们是一种复杂的能量场网络，而且和体内的细胞系统也有积极的互动。就如米切尔在外层空间的体验，世界成为一种相互关联、不可细分的矩阵。

米切尔开始大量阅读讨论宗教体验的书籍，钻研东方思想以及意识本质方面的琐碎科学证据。他和斯坦福的几位科学家，合作发起几项初步研究，创办了一个名为"知性科学研究院"的非营利组织，宗旨是要资助相关研究，并开始整合意识科学研究的相关内容，准备写一本书。不久之后，他便心无旁骛，沉浸其中，流连忘返，对其他课题绝口不谈，就连婚姻也因此破裂了。

尽管米切尔的研究没有燃起革命的火花，不过他肯定是播下了火种。世界各地的知名大学零星冒出一些异议人士，他们反对牛顿和达尔文的世界观，驳斥物理学二元论与人类知觉的现有观点。米切尔在研究过程中，开始和许多著名的科学家接触，他们分别在耶鲁、斯坦福、伯克利、普林斯顿和爱丁堡等多所知名大学任职，而且都有违反常理的研究发现。

米切尔因为自身经历才萌生出新的世界观，而这群科学家却非如此，他们完全是因为研究结果违反常理，与公认的科学理论不符。研究实验得到方形结果，但理论却是圆的，不管付出多少努力，硬是想套用理论来说明结果（在许多情况下，这群科学家都希望能够套用理论，或者就干脆狡辩来解释其发现），结果始终无法自圆其说。这些科学家多半是偶然得出这类结论，仿佛他们搭火车却下错了站，身为真正的探险家，就算是偏离预定行程到了其他地点，探险行动仍是要继续下去。

这些研究人员都有一项重要特质，他们完全愿意放下猜疑，对真正的发现持开放态度。就算必须挑战既有常规，让自己与同侪不相容，或者遭受责难并毁掉学术前程，也都在所不惜。如今，掀起科学革命就等于是和学术自杀打交道。尽管学界倡言自由，鼓励试验，其实整个科学架构大体上还是要靠公认的科学世界观才能继续存在。研究资助体系竞争激烈，加上著作发表和同侪审阅系统，每个人都必须认同这套世界观。这套体系所鼓励进行的实验，宗旨往往都与现存事理观点相符，或者能够进一步开发产业技术，至于能够促成真正改革的项目则被排除在外。

从事这类实验的科学家，全都觉得自己处在紧要关头，也意识到这将会彻底改变我们对现实和人类的认识。然而，当年那群科学家在没有罗盘指引的环境下，进行了先驱性的勘探。少数几位科学家在独立研究上，虽然发现零星线索，却惶然不敢交换意见。他们找不到共通的语言，因为他们的发现，绝非语言所能形容。

　　然而，当米切尔和这群人接触，他们的零散研究成果便开始聚拢，构成一套另类理论，勾勒出演化、人类意识和一切生物的动态关系。产生出最有发展前景的一统世界观，这并不只是一种抽象学说，它还有实验和数学方程作为实证基础。

　　米切尔资助若干研究，乐于运用他的名流地位，以国家英雄身份来推广这类研究，让这群科学家相信，其实他们并不孤单。这些研究汇聚构成一个重点——"自我"拥有一种场，能影响世界，也受世界影响。另外还形成一点共识：这些被执行完成的实验就像把利刃，刺入现有科学理论，直指其最根本核心。

# 第二章　光明之海

　　比尔·丘奇的车子没油了，换成平时，这种情况并不会毁了他一整天的时间，不过把时空移到1973年，美国第一次深陷石油危机，要让汽车加满汽油得靠两件事情：当天是星期几，还有车牌号码末尾是哪个数字。车牌尾数是奇数的人，可以在周一、周三或周五加油；偶数的人则是在周二、周四和周六加油，周日休假不卖油。丘奇的车牌尾数是奇数，而当天是周二，也就是说，不管他要去哪里，不管他的会议有多重要，他都只能被困在家里，成为中东少数当权人士和石油输出国组织的人质。就算他的车牌尾数是偶数，他还是要排队等候，说不定要从几条街之外开始大排长龙，蜿蜒绕行，等上两个小时。当然，他还必须先找到营业的加油站。

　　在此两年之前，燃料还相当充裕，足够把米切尔送上月球再回航。但到了1973年，美国有半数加油站停止营业。尼克松总统还对全国发表演说，呼吁全国民众把恒温器温度调低，安排共乘车辆，而且每周开车用油不要超过38升。他还吁请各公司、企业，把办公区的照明减半，并减少使用走廊和仓储区的灯光。华盛顿政府还做了榜样，把白宫前院草坪的国家圣诞树装饰灯熄掉。这个国家曾臃肿肥胖，自鸣得意，像饱食起司汉堡那样习惯于挥霍能量,这下大受震撼,第一次被迫节食。传言当时还有配给手册付梓印刷。5 年后,卡特总统还说那是一场"道德战争",这种感受普见于多数美国中年人,从第二次世界大战之后,才免除限量供应汽油的政策。

### 寻找崭新能源

丘奇冲回家里,打电话向哈尔·普索夫诉苦,丘奇非常沮丧,大吼道:"一定有办法改善这种处境!"普索夫是丘奇的学界知交,是名激光物理学家,经常听他倾吐心声。

普索夫表示同意,他也觉得这时应该着手研究新能源,找寻可以用来取代化石燃料的新方法来推动交通工具——不要只仰赖煤、木材或核能。

"但是还有哪种方法?"丘奇说。

普索夫念出一长串可能的选项。其中包括光伏电池(采用太阳能的电池)、燃料电池和水电池(将水的氢成分转化为电池电力的尝试),风,还有工业垃圾,甚至还有甲烷。然而事实证明,没有一样堪称理想,就连其中比较奇特的选项,最后也都行不通。

丘奇和普索夫都认为,要想完全符合需求,就必须找出崭新的能源:一种廉价的、源源不绝的能量,或许是至今都还不为人所知的能量。他们经常偏离主题,做许多相关理论推测。一般而言,普索夫偏爱尖端科技,未来风格愈强愈好。他并非是那种寻常的物理学家，说他是发明家还比较恰当，他才 35 岁就已经拥有了可调红外线激光的专利。普索夫几乎是自力更生、白手起家，父亲在他十岁左右便去世，随后他只能靠自己完成学业。他就读佛罗里达大学，毕业于 1958 年，也就是史普尼克一号卫星发射之后的一年。在肯尼迪执政期间，他已经达到法定年龄，和同时代的许多年轻人一样，他也衷心关注肯尼迪的主要隐喻，认为美国当时正迈向全新疆界。在那几年期间，普索夫对自己的工作以及科学对人类未来所扮演的重要角色，始终秉持谦逊态度，抱持理想主义观点，即使后来太空计划由于政府兴趣不再、资金短缺而光环消退，他依旧是不改初衷。普索夫坚信科学能推动文明的发展。他的个子很矮，身体健壮，模样和演员米奇·鲁尼有几分相像，还长了满头浓密的栗色卷发。从外表看来，他显得沉静谦虚，然而内心却潜藏勃勃生机，不时采取横向思维来考虑各种可能性。乍看之下，他一点都不像拓荒型科学家。然而，普索夫却很认真地看待先驱研究，并认为这些先驱研究对未来是不可或缺的，可以启迪教学、促进经济发展。他也乐意走出实验室，设法运用物理学来解决日常问题。

尽管丘奇的生意做得有声有色，但他和普索夫一样，带着理想主义态度，认为科学能促成文明进步。他就像 15~16 世纪热衷于赞助艺术家的美第奇家族，对普索夫这位"达·芬奇"提供资助。丘奇自己原本也想做研究，后来受家族企业征召，学术生涯中辍，改经营丘奇炸鸡（台湾称为得州炸鸡，后改名小骑士炸鸡），来和肯德基炸鸡对阵，也为得州人争了一口气。他花了10年时间经营生意，还带领丘奇企业公开上市。他赚了钱后，总想回头追求年少时代的抱负，但是碍于自己没有那种教育背景，只能找别人代他圆梦。他觉得普索夫是个理想替身，这位物理学家很有天分，还愿意钻研一般科学家碰都不想碰的冷门领域。1982年9月，丘奇送给普索夫一块金表，纪念两人的合作经历，上面刻着"给冰河天才，积雪致赠"。代表普索夫是名宁静的改革家，就像冰河那样顽强、冷静，而邱奇则像"白雪"，纷飞飘落、密集堆叠，不断对他提出新的挑战。

## 浩瀚无尽的零点能量场

"我们还没谈到一种丰富的能量储备。"普索夫说。他解释说，所有量子物理学家都熟知零点能量场。量子力学证明，没有所谓的真空或空无一物。我们往往认为，若某片空间完全没有任何质能，那里便完全是一片空无，而当你检视恒星之间的太空，也往往要这样想。然而，就次原子层级来看，那里却有密集的活动。

根据量子理论的主要创立者之一海森堡所发展的测不准原理来推测，没有任何粒子是完全静止不动的，由于能量基态场和所有的次原子物质都是不断互动的，因此所有粒子都在持续运动。这就表示，宇宙的基本次结构是一片量子场之海，凭借已知的物理定律，无法屏除这种说法。

我们心目中这个稳定的静态宇宙，其实是个波澜壮阔的旋涡，里面不断有次原子粒子倏忽闪现、霎时消失。提到海森堡的原理，最常令人联想到针对次原子世界的物理性质做测量时总要出现的"不准量"。尽管如此，测不准原理还有另一层意义：我们无法同时了解一颗粒子的能量和寿命，因此，在瞬息间发生的一起次原子事件，便牵涉到不定额能量。大体上来说，这就是根据爱因斯坦的理论和他著名的方程式 $E=mc^2$ 推导出来的，这个学说确立质能关系，一切基本粒子都彼此互动，借由其他量子粒子来交换能量，而且据信这群粒子都是无中生有，瞬息彼此结合、倏忽相互毁灭（精确而言，只存续 10~23 秒），这样一来便无端生成随机的能量起伏。这种在刹那间生灭的粒子称为"虚粒子"，它们和实粒子不同，虚粒子只存在于交换阶段，也就是测不准原理所描述的"测不准"时段。普索夫喜欢把这种过程比拟为澎湃瀑布的水花喷溅。

尽管这种次原子探戈跃动为时极短，但一旦把宇宙全境加总起来，所生成的能量却可以超过全世界一切物质所含的能量。另外，物理学家也用"真空"来指称零点能量场，之所以称为"零"，是由于场中的起伏现象在绝对零度依旧侦测得到，而绝对零度正是能量的最低可能态，照理来说，场中物质完全被移除时，其中也不该有任何东西在运动。"零点能"是最虚无空间所可能出现的最低能量，再也没有能量可以从中移除——这就是次原子物质运动最接近零的状态。然而，根据测不准原理，这里却由于虚粒子交换，始终残留些许动荡。物理学家处理物理方程式时，便会采用"重整法"步骤，把这种麻烦的"零点能"减除。

数年以来，普索夫对零点能量场一直很感兴趣，后来他在一家物理学图书馆中，恰巧翻到纽约市立大学蒂莫西·波伊尔的几篇论文。波伊尔证明，只要结合古典物理学和零点能量场的不停歇能量，就可以解释许多由量子论引发的奇怪现象。如果波伊尔的结论可信，那就表示不需要把物理学划分为古典牛顿式和量子定律形式，就可以解释宇宙的性质。只要把零点能量场考虑在内，就可以用古典物理学来解释量子世界的一切现象。

普索夫愈深入思考，就愈相信零点能量场符合一切判别准则，这正是他要的：不受约束、无穷无尽，而且不污染任何东西。或许零点能量场正代表某种尚未利用的庞大能源。"倘若你真的能够取用，"普索夫对丘奇说，"说不定你还能推动宇宙飞船。"

邱奇喜欢这个构想，愿意提供资金做点探索研究，他不是没赞助过普索夫更疯狂的方案。对当时 36 岁、有点不知该何去何从的普索夫而言，这个时机可以说是十分恰当的。他的第一次婚姻破裂了，刚和别人合作完成了一本书（后来这还成为量子电子学的重要教科书）。5 年前，他在斯坦福拿到电机工程博士学位，如今也在激光研究领域取得了一些成就。他觉得学术生涯太过乏味，因此他转换跑道，目前在斯坦福研究院担任激光研究员。这家机构是研究界的一片辽阔市场，当时正与斯坦福大学通力合作，本身就像是一所大型综合大学，当时斯坦福研究院是全世界第二大智库，研究课题几乎毫无限制，只要拿得到奖学金，任何人都可以在那里做研究。

普索夫投入几年工夫研读科学文献，从事初步计算工作。他也钻研真空的其他相关领域，还用一种更基础的方法深入探究广义相对性。普索夫算是比较沉静的，他总是克制自己，只进行纯理性思考，不过偶尔也挡不住思绪，任其自由驰骋向前。尽管还是在萌芽阶段，但他知道自己碰上了物理学的重大议题。这是个惊人突破，说不定能促成量子物理学的大规模实务应用，还可能发展出一套全新的科学领域，凌驾于激光研究之上，超出他所做过的一切课题。这种感受，就像是爱因斯坦发现了相对论一样。他还差点拥有一项重大的发现，显示次原子世界的"新"物理学或许错了，或至少必须做大幅修正。

就某种意义而言，普索夫的发现或许根本不能算是一种发现，而只是物理学家一向等闲视之的情况。物理学界在1926年对此就有所认识，但认为这无关紧要而予以弃置。就量子物理学家而言，这是一种干扰，必须屏除，不予理会；而就宗教人士而言，这代表科学，证明了超自然奇迹。量子计算结果显示，我们和宇宙等于在一片运动之海（量子光明之海）里面呼吸、生活。海森堡在 1927 年发展出测不准原理，按照他的理论，由于自然界本来就有起伏的表象，因此一颗粒子的所有性质，比如，位置和动量，并不可能同时得知。由于能阶不断变动，于是一切已知粒子的能阶层级都不能精确得知。这项原理还有部分内容，规定次原子粒子可以受约束而完全静止，不过一样始终都会残留微弱运动。多年以来，科学界都知道，采用这种起伏现象便可以说明为什么微波接收器或电子电路要出现无规律噪声，从而局限信号的放大程度。就连条状照明灯，也必须有真空起伏才能发光。

设想有一颗次原子粒子装在无摩擦的细小弹簧上（物理学家都喜欢用这种方式来构思他们的方程），粒子会上下弹跳一阵子，接着在绝对零度的低温便会停止运动。然而，海森堡之后的物理学家却发现零点能量场中的能量不断对粒子产生影响，因此粒子始终都是在弹簧上不断运动，永远不会静止下来。

亚里士多德时代的人相信，空间没有任何东西，而他却力排众议，主张空间实际上是充满物质（满布万物的背景次结构）。到 19 世纪中期，科学家迈克尔·法拉第引入电场和磁场观念，认为能量的最重要维度并不是源头，而是其周围的空间，还有彼此借由某种力所生成的交互影响。按照他的观点，原子并不是硬实的细小撞球，而是作用力的最密实核心，而且这种力会跨越空间向外延伸。

## "场"与能波

"场"是跨越空间连接至少两点的基质或媒介，通常是借由重力或电磁力等力量来产生作用。这种力通常是以场中的涟漪（或波）来表示。试举一例，电磁场纯粹是由一个电场和一个磁场交织而成，能以光速发出能波。任意电荷（简而言之，就是电子过剩或不足现象）周围都会构成一个电场和一个磁场。电场和磁场都各有（正、负）两极，而且两者都会吸引或排斥其他的带电物体，这要由电荷是相反（一正一反）还是相同（两正或两反）而定。"场"就是指能够侦测到这种电荷和效应的空间范围。

电磁场纯粹是科学界为了方便研究而发明的理念（采用一组"力"线来表示，并以方向和形状作为记号），科学家便是借由这种抽象概念，来探究看似惊人的电、磁作用，以理解电磁为什么能够跨越全无可测的物质空间，远距离影响物体——更精确而言，还能深入无穷远处。简而言之，"场"是指一种影响范围。曾有一个两人研究团队对此进行了恰当的描述："在你每次使用烤面包机时，机器周围的场便会对最遥远星系的带电粒子产生最微弱的干扰。"

英国物理学家詹姆斯·麦克斯韦（1831~1879）率先提出一个观念，认为空间充满传递电磁光的以太，这种说法一直主导着学界，直到波兰裔美国物理学家阿尔贝特·迈克尔逊（1852~1931）以光实验证明，物质并不是存在于以太介质之间。迈克尔逊在1881年完成光实验，6年之后，他与美国化学教授爱德华·莫利（1838~1923）协力重做光实验，彻底推翻以太说。爱因斯坦本人原本相信空间完全是一片空无，后来他根据自己的各项观念，发展出广义相对论，证明空间确实是充满各种活动。然而直到1911年，量子论的奠基者之一马克斯·普朗克（1858~1947）完成一项实验，物理学界才了解到，虚无空间其实充满了激荡的活动。

量子世界的量子场并不是借"力"来传播，而是以能量交换来递送，而能量则是变化动荡、不断重新分配的。这种持续交换的现象，就是粒子的一种内在性质，所以就连"实"粒子也只不过是能量的细小节点，倏忽浮现，迅即消失，回归底层场中。根据量子场论，每个实体都是瞬息万变的，那是种不真实的瞬间，粒子和周遭的虚无空间密不可分。爱因斯坦本人便察觉到，物质本身是"极端强烈的"——就某种意义而言，那是"完全随机性"的一种扰动，而唯一的基本现实就是底层本质，也就是场本身。

原子世界起伏涨落，促使能量就像打乒乓球那样往返通行，永不停歇。能量交换就好像你借给某人一块钱：你少了一块钱，他多了一块钱，接着他还给你一块钱，于是角色互换。这种虚粒子的发射和再吸收，不只适用于光子和粒子，对宇宙间所有量子粒子也一体适用。零点能量场是所有场、所有基能态、一切虚粒子的仓储库房——这是万场之场。所有虚粒子的一切交换都放射出能量。电磁场中任何一次交流的零点能，都弱小到无法想象——相当于光子能量的一半。

不过，倘若把宇宙间生灭不绝的各种粒子全都加起来，那么将会得出一股浩瀚无尽的庞大能源——密度与原子核中的能量相等或更高，全都不动声色地存于我们周围的虚无空间里面，藏身在这片无远弗届、壮阔非凡的背景布幕当中。根据计算，零点能量场的能量总和超过物质所含的一切能量，倍数甚至达到 $10^{40}$。伟大的物理学家理查德·费曼曾试图以比喻解释这种恢宏尺度，他说 $1^3$ 米空间内的这种能量，就足够把全球各大洋的海水煮沸。

## 寄予厚望的能量之海

在普索夫心目中，零点能量场代表两种诱人的可能性。当然，这代表能量研究的圣杯。只要找出方法取用这种能量场，大概就能取得一个人一辈子所需的所有能量，不只是供应地球所需的燃料，还能作为太空推进动力飞往遥远的星体。就目前而言，要脱离太阳系航向最接近地球的恒星，就必须有太阳那么大的火箭，才能带足所需燃料。

不过，这种浩瀚的潜在能量之海，还有另一个更博大的含意。既然有零点能量场，便暗示宇宙间的所有物质都彼此相连，借由遍布时空扩散不止的波动，将宇宙的一个部分与其他所有部分串联起来。或有人说，"场"的观念只是对许多形而上学理念提出的一种科学解释，包括中国"气"的理念，古代若干典籍对此都有着墨，内容就像是在讲述能量场。这还符合旧约《圣经》所述，响应神的第一句名言"要有光"，接着就从这里开始造出物质。

最后普索夫还写成一篇论文，发表在物理学界数一数二的权威期刊《物理学评论》上，证明物质稳定状态的存在基础取决于次原子粒子和持久零点能量场的这种动态互换。研究量子论时，物理学家总是要面对一项难题，为此而绞尽脑汁，这牵涉到原子为什么稳定的课题。这个问题向来都以氢原子为研究对象，并采用实验室实验或数学分析解答。氢是宇宙间最简单的原子，只含一个电子和一个质子，很容易解析。量子科学家苦苦钻研，想了解电子为什么像行星绕日运行那样环绕质子运转。就太阳系而言，绕日的稳定轨道可以用重力来解释。然而在原子世界，所有带电的移动电子，却都不像绕轨运行的行星那样稳定，而且所含能量最后都要辐射发散，完全耗尽，接着便回旋落入核心，于是物体的原子结构便完全塌陷。

量子论的另一位奠基者丹麦物理学家尼尔斯·玻尔则否认这种情况的存在。玻尔给出解释，他认为电子只在跨越轨道之时才有辐射，而且轨道能阶必须有相当大的差异，才能解释光子的光发射现象。玻尔自行构思出一项定律，说明其实"并没有能量，这不得出现，我不准电子崩陷"。这句名言和所含假说进一步导出其他的假说，描述质能同时具有波和粒子形式的特性，可以让电子各就各位，逗留在特定轨道，这最终还推动了量子力学的发展。至少就数学而论，玻尔确实能够正确预测这种能阶差异。

然而，根据蒂莫西·博耶的成果，再加上当时普索夫对其的完善，只要把零点能量场纳入考虑，那么就不必听信玻尔的格言。你可以用数学来证明，电子不断由零点能量场取得能量，迅即发散，构成动态平衡，并取得均势留在正确轨道。电子能够从虚无空间的起伏涨落补充燃料，获得能量来维持运行，而不会迟缓下来。换句话说，零点能量场可以说明氢原子的稳定性，然后由此引申出所有物质的稳定性。普索夫证明，只要截断零点能，所有原子结构都会塌陷。

普索夫还借物理运算来证实零点能量场波的起伏涨落驱动次原子粒子运动，接着宇宙所有粒子的一切运动又反过来生成零点能量场，这就像是一种遍布无垠宇宙的自然生成的反馈回路。在普索夫的心目中，这种状况就像猫追逐自己的尾巴。他在一篇论文中写道：零点能量场互动构成一种根本、稳定的"基础梯级"真空态，其间更有零点能量场进一步互动，在动态平衡基础上，完全按照现存状态复制重现。

普索夫表示，这段话的含意就是一种"自然生成的壮阔宇宙基态"，它会不断自我更新，而且除非受到某种干扰，否则都能维持恒定。这也表示，我们和宇宙的所有物质都名副其实地与无垠宇宙的最深远范围互有联系，而其媒介则是最壮阔维度的零点能量场波。

次原子层级的波动是以在某种介质中传播的周期振荡来表示的，这和海浪起伏或池塘涟漪的情形很像，而就次原子波动的情况而言，其介质就是零点能量场。这类波动都是以典型的横摆S形（正弦曲线）来表示，就像是握住跳绳两端并上下扭动所呈现的形状。波的振幅等于曲线波峰到波谷长度的一半，而单一波长，或一"周波"，则相当于一次完整的振荡，或两个相邻波峰或两个相邻波谷的间距。频率是每秒之周波数，通常是以赫兹度量，一赫兹等于每秒一个周波。美国电力的传输频率为60赫兹，也就是每秒60个周波；而英国则采用50赫兹。手机的发射频率为900或1800兆赫。

当物理学家提到"相位"时，他们是指波在振荡行程中所达到的定点。若有两个波的振荡行程同时达到波峰或波谷位置，则称这两个波为同相，就算两个波的频率或振幅不同也没关系。同相就是同步。

波有一个极重要的向度，那就是它们能够把信息译为密码，还能够携带信息。当两个波同相，彼此还部分重叠（术语称为"干涉"），则两个波的复合振幅大于个别单一振幅，这时信号就变得更强，结果便构成铭印（也就是信息交换），称为"建设性干涉"。若一个波达到波峰，而另一个波达到波谷，两个波便往往会彼此抵消，这种过程就称为"破坏性干涉"。一旦发生碰撞，一个波便包含了另一个波的相关信息（这是种能量编码信息），也包括它所含的一切其他信息。最后干涉图样便不断积累信息，而波的贮藏容量也几乎是永无止境的。

倘若世上一切次原子物质，都和这种周遭基态能量场不断互动，那么场的次原子波，就会不断铭印万物的形状并留下记录。零点能量场铭印了所有波长和一切频率并对外通报，仿佛就是古今宇宙的影子，也就是历来一切事物的镜像和记录。就某种意义来说，真空就是宇宙万物的起始和终点。

尽管所有物质四周都有均匀轰击特定物体的零点能，不过在某些状况下，也有办法精确测量场内的这种扰动。零点能量场所造成的这类扰动，有一种称为"兰姆位移"，名称得自美国物理学家威利斯·兰姆，这是在 20 世纪 40 年代运用战时雷达装备发展而成的。结果显示，电子因零点起伏在轨道略为移动，频率移位约 1000 兆赫。

当时还发现了另一种情况，有位叫亨德里克·卡西米尔的荷兰物理学家，他证明两块金属板紧邻摆放就会产生吸引力。这是由于当两块板彼此紧邻摆放时，中间的零点波便受到局限，基本上只能跨越两块板的间距。由于场的波长受限，部分振幅不会出现，结果场的平衡受到干扰，能量也失去均势，两块板之间的能量低于外侧虚无空间，于是外侧的高密度能量便把两块金属板推在一起。

还有一种经典演示可以证明零点能量场的存在，被称为"范德瓦尔斯效应"，名称来自发明它的荷兰物理学家约翰尼斯·范德瓦尔斯。他发现原子和分子间的吸力和斥力是源自电荷分布方式，而且最后还发现，这与场平衡的局部不均衡状态也有关系。这种特性使某些气体得以转变为液体。由于不明原因，原子会衰变并发出辐射，这种现象被称为"自发射"，如今证明，"自发射"也是零点能量场的一种效应。

## 重力 VS. 零点能

物理学家蒂莫西·博耶的论文首先点燃了普索夫的灵感火花，博耶证明，只要把零点能量场也纳入考虑，许多次原子物质的"镜中映像"特质——令物理学家绞尽脑汁，他们由此构思出一套奇特的量子法则——很容易就可以用古典物理学来解释。测不准性、波粒二象性、粒子起伏运动，这些全都和物质与零点能量场的交互作用有关。普索夫甚至还开始推敲，能不能以此来解释最神秘、最惹人嫌恶的一种力——重力。

重力是物理学的滑铁卢。不断有学者探究物质和宇宙的这项基本性质，试图找出其根源，结果却让许多伟大的物理天才苦恼不堪。就连爱因斯坦也不例外，尽管他推导出相对论，能够极精确地描述重力，却仍然没有办法解释重力来源。多年以来，包括爱因斯坦在内的许多物理学家，都投注心力，设法确定重力的电磁本质，还把重力定义为一种核力，甚至为它建立了一套量子法则，结果全都无功而返。后来在 1968 年，苏联著名物理学家安德烈·萨哈罗夫（1921~1989）彻底颠覆了传统假说，设想重力并非物体之间的交互作用，而只是种残留效应。这时的情况如何？讲得更明白一点，倘若重力是零点能量场的一种后作用，是由于物质出现，产生副作用而导致场的变化，那么情况又将如何？

在夸克和电子层级，所有物质都有轻微颤动，这是由于物质和零点能量场的交互作用。根据电动力学的一项法则，起伏的带电粒子会发出一种电磁辐射场。这就表示，除了初始零点能量场本身之外，还存有这种次级场。这种次级场会在两颗粒子之间生成一种吸引源头，萨哈罗夫认为，这和重力有连带关系。

普索夫开始推敲这个理念。倘若这种说法能够成立，那么物理学家之所以出差错，就是由于他们都想证明重力是种独立存在的实体，但其实应该把重力看成一种压力。他开始把重力当成一种远程的卡西米尔效应，其中有两件物体局部遮蔽零点能量场波，于是两者便彼此相吸，甚至这还有可能就是种远程的范德华力，就好像相隔特定距离的两颗原子之间的吸引力。由于零点能量场中的粒子会与零点能量场互动，于是粒子便开始颤动。两颗粒子不只是各别自行颤动，而且其他粒子（所有粒子也都各有颤动）所生成的场，对它们也造成影响。于是这种粒子所生成的场——因为粒子在无远弗届的基态零点能量场中构成局部屏蔽——便产生吸引力，从而构成我们所认为的重力。

针对这些概念，萨哈罗夫只发展到假设阶段，普索夫则更往前推，并开始做数学分析。他证明重力效应完全是由零点粒子运动所构成，也就是德国人所称的"往复运动"或"振颤运动"。重力和零点能两相结合，结果便解决了物理学界历经几个世纪都束手无策的几项难题。举例来说，这能解释重力为什么很微弱，还有为什么重力无法遮挡（无所不在的零点能量场，本身就无法完全屏蔽）。这也能解释，为什么我们只有正质量，却没有负质量。最后，这还让重力得以结合其他的物理力，比如，核能和电磁，构成一种令人信服的统一理论，而这正是物理学界一直迫切渴求，却始终一无所成的领域。

普索夫发表了他的重力理论，获得相对礼貌的回应。尽管没有人急着想参照他的数据来重做研究，但至少也没有人嘲笑他，然而，他在这几篇论文里面所陈述的内容，实际上是撼动了 20 世纪物理学的整片床岩基础。量子物理学中最著名的主张是：除非接受观察，然后接受测量，否则粒子同时也可以是波。观测之际，粒子的一切可能的潜在状况便完全崩解，于是尘埃落定，构成实体。然而根据普索夫的理论，粒子始终都是粒子，只因为粒子和这种背景能量场是不断互动的，于是看来就像呈现不定态一样。量子论还认定电子等次原子粒子都有另一种先天的性质，那就是"非定域性"，也就是爱因斯坦所说的"鬼魅般的超距作用"。这种特性或许也可以用零点能量场来解释。普索夫认为，这就好比把两根棍子插在海滨的沙子中，等候大海涌浪冲刷。如果你对海浪一无所知，当两根棍子分别被海浪冲倒，这时你或许就会设想，其中一根棍子是在一段距离之外影响到另一根，这便称为非定域效应。然而，倘若起因是零点起伏，也就是这种底层机制对量子实体产生作用，导致其中一个实体影响到另一个，这时又该如何解释？倘若这是真的，那就表示宇宙的所有部分都有可能与其他范围瞬间产生接触。

普索夫一边在斯坦福研究院继续其他研究，同时也在佩斯卡德罗市建立了一间小型实验室，这间实验室坐落在北加州海岸线的一个丘陵地带，就设在才华横溢的实验室技师肯·舒尔德斯家中。普索夫与舒尔德斯相识多年，近期才聘请他来帮忙。他们开始研究凝聚电荷技术，这是摩擦生电术的先进版本，就像拖着脚步走过地毯，若是碰触金属就会触电。电子一般是彼此排斥的，不喜欢被推挤得太近。不过，只要把零点能量场计算在内，就可以把电荷紧密聚拢，零点能量场偶尔会把电子推挤在一起，就像是极弱的卡西米尔力。于是就可以研发出非常细小空间的电子学应用。

普索夫和舒尔德斯钻研这种能量的应用方式，并开始发展出各种巧妙用途，然后拿他们的发现去申请专利。后来他们开发出一种特殊装置，可以在皮下注射针头安装一个X射线组件，供医疗人员深入体内隙缝拍摄照片，接着还推出一种高频信号产生器雷达装置，这种无线电发射源的尺寸比信用卡还小。后来他们还设计出一种平面电视，成为这项产品的研发先驱之一。他们的专利申请全都获准，专利证上还说明能量的最终源头"显然是真空连续体的零点辐射"。

普索夫和舒尔德斯的发现还意外获得帮助。当时五角大楼评比新科技对国家的重要程度，结果凝聚电荷技术（零点能研究的旧名）名列国家重大课题清单第三位，只排在隐形轰炸机和光学计算机运算之后。过了一年，凝聚电荷技术就排到了第二位。技术评估组深信，普索夫的研究与国家利益紧密相关，而且唯有从真空中吸取能量，航天事业才能进一步发展。

普索夫和舒尔德斯的研究有了美国政府的支持，得以挑选愿意赞助研究的私营公司。最后，他们在1989年选中波音公司。波音对他们的细小雷达装置很感兴趣，打算出资发展并将它纳入一项大型计划。波音的这项计划苦撑数年，后来却失去赞助，而其他公司多数都要先看到全尺寸原型才愿意赞助该计划。普索夫决定自行创办公司来开发X射线组件，直到做了一半才想到这么做得走远路，不但违背他的意愿，恐怕还要花掉大笔资金。然而，他对这项计划之所以感兴趣，只是想得到资金来投资支持的能量研究。建立及经营这家公司至少要耗费十年的时间，算起来和他投入比尔家族企业的那十年光阴同样漫长。普索夫当下打定主意，专注寻找资金来集中进行能量研究，随后秉持初衷，专注于利他目标——这是以他的终生事业为赌注的。先提供服务，再获得荣耀，最后（真有的话）再获取报酬。

## 一通狂妄的留言

普索夫等了将近 20 年，才有人重做研究并扩展他的理论。对他的肯定，是从一通电话留言开始的。那是在凌晨 3 点钟录下的留言，就多数物理学家而言，这种举止似乎显得过于傲慢，甚至是无理取闹。伯尼·海施正要结束他在帕洛阿尔托市洛克希德办公室的工作，等最后几项细节工作收尾，就准备动身前往德国加兴镇，到普朗克研究院履约上任。海施是洛克希德的天体物理学家，当时他盼望能在暑期从事星体 X 射线发射研究，而且也觉得自己很幸运能够抓住这次机会。海施兼具两种迥异的个性，公众场合举止刻板拘谨，私底下却热情奔放，还写民歌抒发感情。但是在实验室中，他喜欢用夸张的语调，这和他的朋友阿方索·鲁埃达很像。鲁埃达是位知名的物理学家暨应用数学家，在加州大学长堤校区任职，海施那通半夜的电话留言就是他留的。

留在海施录音机上的信息表示：“喔，老天，我想我才刚导出 F=ma。”

对于一个物理学家而言，讲这句话就相当于宣称自己已经导出数学方程式。就这个例子来讲，上帝是牛顿，而 F=ma 就是第一诫命。F=ma 是物理学界的核心信条，这是牛顿于 1687 年在他的《自然哲学的数学原理》一书中提出的假设，这本书成为古典物理的圣经，而这个公设则是运动方程式的基础。这是物理学说的重要核心，是种假定事实，不是可以证明的现象，即使完全假定为真，也从来不必去质疑。力等于质量（或惯量）乘以加速度，或者也可以说，任意设定一力，所得的加速度都与质量成反比。惯性指一种倾向——当物体静止不动便难以开始移动，而且一旦物体开始移动便难以停止，它和提高某物体速率的能力相抗衡。物体愈大，使其移动所需之力便愈强，抛掷一只跳蚤飞越网球场所需的力气，不够移动一头河马。

重点在于，还没有人能用数学来证明诫命。诫命是整套宗教的构成根基。自从牛顿以来，所有物理学家全都认定这项基本假说，并以这片基岩为基础来搭建理论、进行实验。基本上，牛顿的公设为惯性质量下了定义，并为过去 300 年来的物理力学奠定了基础。尽管并没有人能够实际证明，然而我们全都知道这是真的。

现在鲁埃达却在录音机上留言，宣称物理学界这项仅次于 $E=mc^2$ 的方程式，经过他数月以来的日夜钻研和疯狂的数学计算，终于得出最后结果。他将详细资料寄到德国给海施过目。

尽管沉浸于航天研究领域，海施却也读了普索夫的几篇论文，而且他本人对零点能量场也感兴趣，希望能将其作为太空远航的能源。海施经常参酌英国物理学家保罗·戴维斯和大不列颠哥伦比亚大学威廉·安鲁的研究成果，并从中获得灵感。他们发现，如果以恒定速度穿越真空，那里会看似全无变化，不过只要一加速，真空就开始改观，随着向前移行，变得像是一片热辐射微温海洋，在眼前向外发散。海施开始推敲，惯性是不是就像这种热辐射，也是由于在真空中加速所致。

后来海施在一次研讨会上遇见了鲁埃达。鲁埃达这位知名物理学家也拥有深厚的高等数学底子，尽管生性严肃，不过在海施鼓舞之下，他开始着手进行分析，深入钻研零点能量场和一种理想化振子等相关课题。这种振子可以当作一种基本组件，用来研究物理学的多项古典问题。尽管海施本人也具备专业技术，不过还是有必要借助高等数学专家来做计算。他对普索夫的重力研究非常着迷，也曾经想过惯性和零点能量场或许有连带关系。

几个月后，鲁埃达完成计算。他发现，当振子受力加速通过零点能量场便要承受阻力，而这种阻力强度便与加速度成正比，看来，这似乎完全能够说明为什么 $F=ma$。从此就不必只因为牛顿恩准这样定义就照单全收。倘若鲁埃达对了，那么这个世界的一项基本公理就降格成为可以从电动力学导出的东西。不必做任何假定，只要把零点能量场纳入考虑，就可以证明牛顿是对的。

海施一接到鲁埃达的计算结果，马上和普索夫联系，于是三人便决定携手合作。海施写成一篇非常冗长的论文，投给权威主流物理学期刊《物理学评论》，接着拖了一阵，这篇论文才在 1994 年 2 月一字不改地刊出。报告证明，实体宇宙间的所有物体，全都具有的惯性就是种阻力，于是物体在零点能量场中移行之时便会抗拒加速。他们在这篇论文中，证明惯性就是俗称的洛伦兹力，也就是粒子在磁场中移动时令其减速的力。就这个例子而言，磁场是零点能量场的构成要素，并与带电的次原子粒子起作用。物体愈大，所含粒子愈多，于是场便愈能维持物体静止。

这基本上就表示，我们称为物质的有形的东西是一种假象。而自牛顿以来，所有物理学家都认定物质天生具有质量，结果质量也是种假象。这一切都要归咎于这种与加速度抗衡的背景能量之海，每当推动物体，这种能量都要扯住次原子粒子。在他们眼中，质量是种"簿记"装置，一种"临时性位置固定机"，用来产生比较普遍的量子真空反应作用。

普索夫和海施都了解，他们的发现，对爱因斯坦著名的 $E=mc^2$ 方程式有连带影响。这个方程式向来暗含能量（宇宙间的重要物理实体）可以转换为质量（另一种重要的物理实体）之意。如今他们推出这种质量和能量的关系式，且还不只陈述（我们所称的物质所含之）夸克与电子和零点能量场起伏互动所产生的能量。采用物理学的温和、中性说法，根据他们所得出的结果，物质并不是物理学的根本特质。爱因斯坦的方程式纯粹是种配方，只能说明必须有多少能量才能创造出这些物质表象。这就表示，并没有两种基本的物理实体（其中一种是物质，另一种则是非物质），事实上，物理实体只有一种：能量。世界万物，不管多么质密，多么沉重，多么巨大，在最基础层级全都归结为一群电荷，而且全都和背景电磁场之海以及其他的活跃能场——一种电磁阻力互动。后来他们便写道：质量并不相当于能量，质量就是能量。或讲得更彻底点，根本没有质量，只有电荷。

知名科学作家阿瑟·克拉克后来还预言，海施—鲁埃达—普索夫论文有一天将会被当成标杆，他还在《3001：太空漫游》一书中表彰了他们的贡献。他创造出一艘以惯性抵消引擎推进的宇宙飞船，还把这种引擎命名为"萨哈鲁普"（SHARP，S代表萨哈罗夫、H代表哈尔和海施、AR代表阿方索·鲁埃达、P代表普索夫）。克拉克用下面的叙述来解释他为什么要让他们的理论留名青史：

他们提出一个十分基础的问题，质疑大家通常都视为理所当然、只能耸肩表示"宇宙构造就是如此"的课题。

海施、鲁埃达和普索夫提出："物体的质量（或惯量）从哪里来，为何物体必须受力才会开始移动，而且必须有相等的力才能恢复其原有状态？"

他们的临时解答以几乎不为人知的惊人事实（踏出物

理学象牙塔）为蓝本。所谓的虚无空间，实际上却是一大锅翻腾的能量——零点能量场。海施、鲁埃达和普索夫主张：惯性和重力或许都是电磁现象，产生自与这种场的交互作用。

远溯至法拉第时代，从那时至今，想要把重力和磁性串联起来的尝试无可计数，尽管有许多人都宣称实验成功，却从来没有人能验证他们的结果。然而，若能证实海施、鲁埃达和普索夫的理论，这将会开启一道门路（不管机会有多渺茫），实现反重力太空引擎构想，甚至还可能造就惯性控制的更奇幻的成果。这或许会带来若干极有意思的情况：只要你轻轻碰触某人，他就会以每小时几千公里的速度瞬间消失，然后在几分之一毫秒之后，等他撞上房间另一侧才会停止。而这时将根本不可能发生交通事故：不管是以哪种速度发生碰撞，汽车和乘客全都会安然无恙。

此外，在一篇讨论未来太空旅行的文章里面，克拉克还写道："倘若我是国家航空航天局的官员……我就会派我最好、最聪明，也最年轻的人员（超过 25 岁的都不得申请）进行长时间的艰苦工作，钻研普索夫等人的方程式。后来，海施、鲁埃达和 IBM 公司的丹尼尔·科尔共同发表了一篇论文，证明宇宙本身的构造出自零点能量场。根据他们的观点，真空造成粒子加速，接着加速作用促使粒子凝集，构成浓稠能量，而这就是我们所称的物质。"

## 零点能潜力维度

就某种意义来说，萨哈鲁普团队完成了爱因斯坦本人未能企及的成就。他们证明一项宇宙基本定律，还解释了宇宙的一项极奥妙的谜团。事实证明，零点能量场是几种基本物理现象的基础。海施拥有在国家航空航天局任职的背景，他眼光紧盯着这种可能性，只要让惯性、质量和重力全都与幕后这种能量之海紧密相连，就有机会促成太空旅行。他和普索夫都获得研发基金，要设法从真空吸取能源。而对海施而言，国家航空航天局因为迫切希望推动太空旅行才提供赞助。

如果在宇宙任何位置都能够从零点能量场吸取能量，那么就不必携带燃料随行，只需要在太空中扬帆航行，必要时便接通零点能量场——就像是种宇宙风。普索夫还在另一篇（也是和IBM的科尔合作的）论文中说明，原则上，热力学定律完全不排除从真空吸取能量的前景。另一种观念是设法操控零点能量场波，让波产生类似单向力的功能，推动你的载具前进。海施设想，将来或许有那么一天，说不定只需要装好零点转换器（波动调准装置）就可以启程。不过，说不定还有更奇特的用途。若是能够更改或关闭惯性，那么或许只需要极微弱的能量，就可以让火箭起航，但是必须先更改不使火箭移动的作用力。或者还能够使用非常高速的火箭，不过要调节航天员的惯性，这样他们才不会被重力压扁。然后，倘若还有办法关闭重力，那么就能够改变火箭的重量，或调节加速所需的动力。这其中有无穷的潜力。

但是，谈到零点能的潜力维度，这可不是唯一的范畴。普索夫在他的其他著作中，还触碰到悬浮研究。现代人对此都持怀疑态度，认为悬浮现象都是骗人的伎俩，或是宗教迷信引发的幻觉。无论如何，想要揭开其中奥秘的人相当多，却全都失败了。普索夫找到几份有关于这种事例的详尽记载。以他的物理专业背景，碰上任何情况，他都要检视细节，就好像他幼时也曾经把无线电装置拆开来一样。根据那些笔记所述，悬浮似乎是种相对性现象。悬浮被归入意志力范畴，也就是人类不以任何已知力量，便能够移动物体（或他们本人）的本领。普索夫偶然读到一些悬浮案例记载，根据物理学原理，这种现象只有采用某种方式来操控重力才可能实现。尽管多数量子物理学家都认为这实在没有道理，不过，倘若这种真空起伏果真是可以随心所欲、任人驾驭的东西（无论是作为汽车燃料，还是光凭凝神专注就可以移动物体），那么这就不只是种潜在燃料，而且对我们生活的所有方面，也都有可能产生深远影响。或许这还可以和《星球大战》电影里面所说的"原力"相提并论。

普索夫做专业研究时相当谨慎，严格遵循物理学理论，绝不逾越传统规范。不过他私底下相信有种能量之海，也开始了解其形而上学的含义。如果物质并不呈稳定状态，而只是种基本要素，周遭弥漫着无规则的能量之海，按照他的构想，这应该可以作为一种空白基质，得以在上面录下同调模式，更何况零点能量场也正是借由波干涉编码，把古今世上一切现象全都铭印下来。这种信息或许可以说明粒子和场的同调构造。不过，说不定还有一道阶梯，可以通过它探究其他潜在的信息结构，这或许是生物四周的同调场，也说不定可以发挥宇宙的非生化"记忆"功能。甚至还可能借由某种意志作用，来有条理地组织这类起伏现象。克拉克曾经写道："也许我们已经有非常小规模的运用：这说不定就可以解释部分'超效率'异常现象，说明为什么久负盛名的工程师纷纷提出报告，表示多种实验装置都呈现奇怪的结果。"

普索夫和海施这两位物理学家都绝不会让思绪失控。不过，一旦任凭心思徜徉片刻，他们便领悟这其中所代表的意义完全就是宇宙的一统概念。这显示万物都有若干牵连，并与无根宇宙的其他范围全都保持均衡。宇宙或许就是以学识信息作为交流通货，而且是铭印在这种反复无常的流动信息场中。宇宙能量场证明，宇宙的真正通货——宇宙稳定性的根本起因——就是能量的"交换"。倘若我们都是借着场来彼此相连，说不定就有办法连上这种庞大的能量信息库并从中抽取信息。只要有办法驾驭这种庞大的能量库藏，也就是说，只要人类具备某种量子结构，可以借此来取用这种能量，那么万事几乎都有可能办到。但这其中的障碍是，我们的身体必须依循量子世界的定律来运作。

# 第三章　光灵

弗里茨—阿尔贝特·波普认为自己发明了一种癌症疗法。那是在 1970 年，就在米切尔飞向月球的前一年，当时波普任职于德国马堡大学，从事理论生物物理学研究并讲授放射医学，也就是研究电磁辐射与生物体系交互作用的学问。当时他正在钻研对人类危害最大的致癌物质之一苯并 [a] 芘，这是一种多环碳氢化合物，而且用紫外线照射便会发光。

波普以光线随机做了大量测试。他在维尔茨堡大学就学期间就开始迷上电磁辐射对有生命系统的作用。波普读大学时也在威廉·伦琴待过的那栋建筑里面做过研究，甚至偶尔还使用伦琴发现 X 射线的那个房间，并在那里意外发现可以找出某种频率的射线。

波普一直想确定以紫外线照射苯并 [a] 芘这种致命化合物会引起什么反应。他发现，苯并 [a] 芘具有一种怪诞的光学属性。这种化学物质会吸收紫外线，接着却发射出频率完全不同的光，这就好像中央情报局的探员截获敌方通信信号后，接着把数据混杂处理。这种化学物质同时也是一种生物干扰物质。接着波普又选用苯并 [e] 芘（也是种多环碳氢化合物）进行相同的试验。就各方面而言，苯并 [e] 芘和苯并 [a] 芘几乎一模一样，只除了其中一个化合环上有一个细微差异，但这却让苯并 [e] 芘无害于人类。这种特殊化学物质可容光线通过，而且成分不会改变。

波普不断苦思这种差异，也不断拿光和各种化学物质随意进行测试。他还用其他 37 种化学物质来进行试验，其中有些会致癌，有些则不会。经过一段时间，他已有办法预测哪种物质会致癌，所有会致癌的化合物质，接受光照时全都会吸收紫外线并改变其频率。

这类化合物还有另一种古怪的特质，这类致癌物质只对特定波长——380 纳米的光线——做出反应。波普始终不解为什么致癌物质同时也是光频率干扰物质。他开始阅读学术文献，特别是讨论人类生物反应的著作，正好读到"光修补"现象的数据。这种现象在生物学实验室实验中极为常见。如果用紫外线轰击一个细胞，使细胞 99%（连同 DNA）受损，这时只需要用波长相等的极弱光线照射这个细胞，所有损伤几乎都可以在一天之内完全修复。传统科学家至今还是不了解这种现象，不过，也没有人将其斥为无稽之谈。波普也知道，罹患"色素斑干皮病"的病人，由于光修补系统失灵，无法修复日晒造成的损伤，最后便死于皮肤癌。波普非常吃惊地发现，光修补机能在 380 纳米波长表现最强，致癌化物质也恰好对这种波长起反应，还会干扰其频率。

波普从这里大幅向前推演该理念。大自然太完美了，这不可能只是巧合。倘若致癌物质只对这种波长起反应，这肯定和光修补有某种连带关系。若真如此，致癌化合物质想必是挡住了这种光，还干扰其频率，导致光修补机能不再运作，因此才诱发癌症。

波普每想到这些，心中都会大感震惊，当下打定主意以此作为终生的职业志向。他写成论文，却几乎不对任何人提起，所以后来当一份癌症专业方面的知名期刊同意刊出时，他感到欣慰，但并不意外。论文刊出之前好几个月，波普显得极为烦躁不安，担心有人剽窃他的观点。一旦不小心让旁人听到他的观点，说不定那个人就会拿他的发现去申请专利。而当学术界得知波普发现了一种治疗癌症的方法后，他很快成为当代最著名的科学家。那是他第一次涉足新的科学领域，后来还因此荣获诺贝尔奖。

事实上，那时波普获奖已经成为常态，他赢得众多奖项，几乎囊括了学术界的一切荣誉。就连他的大学毕业论文也获选得到伦琴奖，论文内容是讨论小型粒子加速器的建造方法。这个奖项以波普的偶像伦琴命名，每年颁发给维尔茨堡大学物理系大学部最优秀的学生。当年，波普就像中邪一般奋发研读，比其他学生通过资格考试要早很多。他还打破纪录，在最短的时间内取得了理论物理学博士学位。一般而言，德国大学生在毕业后都必须再研究多年才能取得教授职位，其中多数学科都要苦研五年，而波普却只花了两年多一点的时间。波普在发现这种治疗癌症的方法时，在同侪间已经很有名气，有少年鬼才之称，这不仅因为他的能力，还由于他俊俏的外表和蓬勃的朝气。

论文发表时，波普33岁，仪表堂堂，下巴流露出坚毅的神情，双眼澄蓝，目光摄人，一副好莱坞明星的神气模样，他有一张娃娃脸，怎么看都比实际年龄年轻好几岁。波普的妻子比他小7岁，但人们经常误以为她比他大。他确实还有另外值得夸耀的一面，同学们都知道他是校园里最棒的剑术家，历经多场决斗。人们很难从波普的长相和举止看出他的坚定意志。

波普就像米切尔，既是名科学家，同样也擅长哲理思考。他小时候还曾经尝试认识世界至理，希望找出某种普世道理，解答他生活上的一切问题。他甚至还打算研究哲学，后来一位老师告诉他，如果想要通过单一方程式来找到生命之匙，物理学领域或许更有机会得到成果，于是他才改变心意。然而，古典物理学却断言，现实是独立于观察者之外的一种现象，波普对于这点非常怀疑。波普赞同康德的哲理，认为现实由生命系统创造，观察者肯定是他所处世界的创造的核心。

## 波普的假设

波普的这篇论文让他闻名于世。海德堡德意志癌症研究中心邀请他参与一场为期八天的全方位癌症研讨会，对15位世界顶尖的癌症专家发表演讲。能在这种场合发表演讲可谓是天赐良机，这也提高了他所在学校的知名度。他身着崭新的西装到场，装扮极为讲究，在讨论会上无人能及，然而他的语言能力却奇差无比，用英语艰涩地表达着他的意思。

就学术来讲，波普的表现和论文都无懈可击，但唯一的问题是论文中假设生物体内会发出 380 纳米波长的弱光。就研究癌症的人看来，这项细节等于是个玩笑。他们告诉波普，如果体内真的有光，难道到这个时候还会没人注意到吗?

只有一位研究人员深信波普并没有错，她是在居里夫人研究院从事分子致癌活性研究的光化学专家。她邀请波普前往巴黎与她协力研究，但却在与波普展开合作之前因癌症病逝。

癌症研究人员质疑波普，要他提出证据。于是波普回应挑战，只要他们能帮他建造合适的设备，他就可以证明那种光从哪里发出。

不久之后，一名叫贝恩哈德·鲁斯的学生来找波普，希望波普指导他的博士论文研究。

"没问题，"波普说，"不过你要证明身体里面有光。"

鲁斯认为这项提议很荒谬，身体里面自然没有光。

"那好，"波普说，"那就给我证据，证明身体里面没有光，然后你就可以得到博士学位。"

这次会面为波普带来了好运，因为鲁斯正是一名杰出的实验物理学家。他开始动手建造设备，后来靠这套装备，彻底证明身体并不发光。他在不到两年的时间就制成一台大型的 X 射线侦测器，侦测器里装有一个光电倍增管，可以逐一清点光子数量。至今，这台机器还是"场"研究的顶尖设备，它必须极为灵敏，才能够用来测量波普假想的极弱光放射。

1976年，他们进行了第一次试验。在实验前他们种植了几种植物，采收小黄瓜摆在机器里面。光电倍增管侦测到秧苗射出的光子（或光波），而且其强度高得出乎意料。鲁斯深感怀疑，他认为这和叶绿素有关，波普也持相同的看法。他们决定下次（采用马铃薯）进行试验时，要在黑暗的环境中培养秧苗，不让植物进行光合作用。然而，这批马铃薯摆进光电倍增管里面之后，所记录的光度比第一次的结果还强，这证明这种效应和光合作用完全没有关系。另外，根据他的检视结果，生命系统里面的光子具有高度相干性，超过他所见的其他一切事例。

在量子物理学领域，量子的相干性是指次原子粒子能够协同运作。这种次原子波或次原子粒子，不只彼此知道对方，还借由寻常电磁场带紧密互联，于是它们便能相互沟通。它们就像全都开始共振的大批音叉，随着波动同相或同步运作，它们便开始像一股壮阔的波动和一颗巨大的次原子粒子那样运作，这时的它们很难区分彼此。单波中常见的诡异量子效应，有许多也适用于整体。对其中之一的作为，也会影响其他。

相干性构成沟通，这就像是次原子电话网络。相干性愈好，电话网络也就愈精密，电话机的波图样也会愈细致。最后的结果便是类似一支大型管弦乐队，所有光子各自扮演一种乐器，单独奏出分部曲调的合奏演出，但听众很难从中分辨出任何一种乐器。

波普还目睹了一种更奇妙的现象，他发现有生命系统的潜在最高阶量子序，也就是相干性。这种相干性称为玻色—爱因斯坦凝聚，通常只能在超流体或超导体等原料物质中才观测得到，而且必须在非常低温、只高于绝对零度几度的实验室才行，在温热、杂乱的生物环境是无从观测的。

### 身体指挥家——光子

波普开始思考自然界的光。当然，植物有光，那是用来进行光合作用的能源。他认为，我们吃植物粮食，自然也摄取光子并储存起来。比如，我们吃了一些青花菜，接着把它消化掉，通过新陈代谢转化为二氧化碳和水，再加上经由光合作用储存在里面的阳光。我们吸取二氧化碳，排出水分，至于光，那是种电磁波，则必须储存起来。当光子被身体吸收，其所含能量便会耗散，最后从最低到最高频率，均匀分布于整个电磁波谱。于是，这种能量便成为我们体内一切分子的驱动力量。

光子启动身体的处理程序，它们就像是指挥家，分别启动每件乐器，集结形成合奏。它们在不同频率分别有不同的功能。波普进行实验，发现细胞分子对特定频率产生反应，而且特定频率区间的光子振动也会激发身体的其他分子，产生各种不同的频率。还有，借由光波也能解释为什么身体能够瞬间以不同部位来应付复杂的功能，或者同时进行两件或更多事项。他后来将其称之为"生物光子发射"，这类作用可以构成完美的沟通系统，在生物体内传输信息到许多细胞。不过，其中还有一个最关键的疑问：光子是从哪里来的？

我们知道，当在DNA样本上使用溴化乙啶染色剂时，这种化学物质会自行嵌入双螺旋的碱基对中促使螺旋松开。因此波普的一位天资聪慧的学生说服他试做一项实验，这位学生提议在使用溴化乙啶后，设法测量样本发出的光量。波普发现，当溴化乙啶浓度愈高，松开的DNA就愈多，发出的光也愈强烈，而当浓度愈低，发射的光则愈微弱。他还发现，DNA能够射出的频率范围极大，而且有些频率还似乎与若干功能有连带关系。倘若DNA能够储存这种光，那么松开时所发射的光量自然也会更多。

根据这些实验和其他若干研究，波普了解到，DNA是最重要的光储备和生物光子发射来源之一。DNA肯定就好比生物体内的最主要音叉，能够击出特定频率，于是其他若干分子也会随之共振。照这整个情形来看，波普很有可能找到了近代DNA理论的遗失环节，而且还可以用来解释人类生物学中无与伦比的重大奇迹：单一细胞转变为完整人身的方式。

### 难解的谜团

生物学的一项重大谜团是人类以及其他所有生物是如何

构成几何造型的。现代科学界大致上都能了解人类如何长出黑眼珠并拥有七尺之躯，甚至还能明白细胞如何分裂。不过这些细胞到底如何判断在建构过程的每个阶段该如何自处，让手臂长成手臂而不至于长出腿的问题就难解得多。另一个谜团是细胞的组织机制如何能够有条理地聚集，组成类似人形的立体造型。

科学界提出的解释通常都牵涉到分子间的化学交互作用，而且也会提到 DNA 盘绕成双螺旋的遗传编码，包含身体蛋白质和氨基酸的蓝图。每条 DNA 螺旋（或称为染色体）都包含核苷酸长链，核苷酸也称为碱基，由四种成分构成（简写分别用 ATCG 表示），而且每个人体内的碱基排列方式都各不相同。人体内有 1000 兆个细胞，每个都有完全相同的 23 对染色体，也全都包含核苷酸。最为人采信的观点是基因按照一种遗传"程序"来共同运作并决定造型，或者根据理查德·道金斯等新达尔文派学者的观点，这群基因就像芝加哥恶棍般无情，它们有能力塑造外形，我们都是"生存机器"——经过盲目规划的自动控制载体，目的就是要保存称为"基因"的利己分子。

这个理论倡言 DNA 是人体内部的饱学之士——建筑师、营造大师以及核心引擎室，只运用蛋白质建材作为工具，便能够进行这种奇妙的活动。按照现代的科学观点，DNA 有办法采用某种方式来制造身体，并且只要有选择性地关闭或启动若干段落（基因），就可以全盘引导身体的一切机能活动。基因的核苷酸（或遗传指令）先选出若干 RNA 分子，接着便由 RNA 负责从氨基酸系统当中选出遗传"单字"，以此来制造特定的蛋白质。照理这些蛋白质便能够建造身体，同时也能够启动或关闭细胞内部的所有化学过程，最后便是以这些化学作用来控制身体运作。

蛋白质对身体机能有重大影响，这一点毋庸置疑。然而，达尔文派学说仍无法解释 DNA 如何知道何时该进行这种协调工作，也无法解释这一切盲目触碰、相互诱发的化学作用为什么都能同时发生。每个细胞平均每秒都要经历约十万种化学反应，这一套过程同时在身体所有细胞里面一再重复，任一时刻都有几十亿种化学反应，此起彼落，不断上演。这个关键时机肯定大有讲究，因为在全身几百万个细胞里面，一旦一项化学过程略有偏差，只需几秒钟，那个人就要自行瓦解了。然而，遗传学家却都没有办法说明，身为控制室的 DNA，它是靠哪种反馈机制才得以协调各个基因和每个细胞的活动，让它们构成系统协同运作？是哪种化学或遗传过程告诉特定细胞要长成手而不要变成脚？以及哪种细胞过程该在何时出现？

倘若所有的基因就像某种无从想象的大型管弦乐团那样协同工作，那么是谁，或是什么东西来负责指挥？还有，倘若这些过程全都肇因于分子间的简单化学碰撞，那么速度怎么会那么快，还能够促成生物在每一分钟生活历程中所表现的一致行为？

当受精卵开始复制并发展出后代细胞，它们便根据最后所要扮演的角色，开始组成身体的各式构造和机能。尽管所有后代细胞全都包含同一套染色体，并具有相同的遗传信息，但每种细胞立刻就"知道"该运用不同的遗传信息分别表现不同的行为。所以，每种基因肯定都能"知道"何时该轮到它们上场演出，而不该由其他同伴表演。此外，基于不明原因，这些基因也都能知道该在正确部位制造出多少个各式细胞。因此，每个细胞都必须认识周遭的细胞，才能了解自己该如何纳入这个整体架构。要做到这点，细胞之间自然拥有一套巧妙的沟通方法，而且是在胚胎发育的早期阶段就已经拥有。这种细胞间的巧妙沟通，在我们生活中繁复的每个片刻全都不可或缺。

遗传学家都能了解细胞分化的根本要素就是细胞必须在早期就知道该如何个性化，接着还有办法记住自己与众不同，并且把这个极重要的信息转达给后代细胞。但是这究竟是如何办到的？其步伐又是如何能够如此快速？目前的科学家都仍只是无奈地耸肩。

道金斯自己也承认："最后究竟是怎样发育为婴儿，其中内情足够让胚胎学家花上几十年时间，说不定还要几个世纪才能真正了解。然而这却是实际发生的事实。"

换句话说，科学家面对这个问题就像是束手无策但求结案的警察，没有经过认真搜证，就先逮捕最可疑的嫌犯，其中细节的确凿证据，有关蛋白质是怎样自行完成这一切成就，则依旧全无正确认识。至于细胞在此过程中的协力运作，生化学家其实根本没有想过这个问题。

英国生物学家鲁伯特·谢尔德雷克针对这种研究途径，持续不懈地发起了强劲的挑战，他举出论据表示，用基因活化以及蛋白质来解释外形发育实在是说不通，也不比用营建工地的建材运输作业来说明那处房屋建筑的结构更高明。他还说，现有的遗传理论也无法解释发育中的系统如何自动调节，以及当系统在成长过程中增添或移除某一部分时，又是如何正常发育，而且理论也不能解释生物如何再生——替换遗失或受损的构造。

谢尔德雷克在印度参加苦行团活动时，突然灵感爆发，他设想一种"构形因果假设"，认为自发组织型活物——从分子和有机体到社会，甚至包括完整星系——全都是由"形态场"塑造成形。这种场和纵贯文化和时间的相似系统构成一种形态共振（一种累积记忆），因此各种动物、植物都不仅能够"记得"该呈现哪种相貌，还知道该怎样作用。谢尔德雷克除了采用"形态场"一词，还自创了一整套语汇，描述从分子到社会体等生物体系的自我组织特质。根据他的观点，"形态共振"就是"同类物在跨时空条件下所发生的相互影响"。他相信这类场（他还认为这类场的数量很多）天生记得正确的外形和形式，并能跨越不同的年代形成影响，因此和电磁场并不相同。我们知道的愈多，其他人就愈容易追随我们的脚步。

谢尔德雷克构思出的理论既漂亮又简单。然而，他自己也承认，这项理论并没有说明一切现象背后的物理学原理，也没有解释这些场怎么有可能储存这类信息。

针对生物光子发射课题，波普认为他能够解答这种形态发生的问题，还能说明"完形建构作用"（细胞的协调和沟通作用）——这种现象只出现于具有单一核心协调单元的完整体系。波普以实验证明，这类弱光发射便足以协调身体运作，而且由于这类沟通都是发生在量子能级，因此发射强度必须很弱，同时也只有在较大尺度的世界，才能感受到较强的光度。

波普开始钻研这个领域，他发现之前已经有众多前辈为自己奠定基础。根据他们的研究推测，有种电磁辐射场，不知为何能够引导细胞体生长。"有丝分裂辐射"的初步成就，得归功于苏联科学家亚历山大·古维奇。古维奇于20世纪20年代在洋葱根内发现这种辐射，名字也是他起的。古维奇假定，促成生物体形成构造的起因或许就是种场，并不只是化学物质而已。尽管他的研究成果大半都属于理论范畴，但后来的研究人员则能够证明，组织发出的弱辐射能够激发同一有机体内的相邻组织成长。

到了20世纪40年代，耶鲁大学的神经解剖学家哈罗德·伯尔，针对这种现象做了其他几项研究，而如今已经有许多科学家重做了这类早期研究。伯尔研究、测量生物周围的电场，并特别将蝾螈作为研究对象。他发现，蝾螈具有一种能场，造型就像只成年蝾螈，而且就连未受精卵也都具有这种蓝图。

伯尔在各式各样的生物周围，也都发现了这种电场，从霉菌到蝾螈和蛙类，甚至连人类都包括在内。电场的改变和多种现象，包括成长、睡眠、再生、光、水、暴风雨、癌症滋长，甚至月亮盈缺，都有关联。他针对植物幼苗做了实验，结果他所发现的电场和发育后期的成熟植物电场相似。

20世纪20年代初期还有一项有趣的实验，是得克萨斯大学的研究员埃尔默·伦德做的，他主要是研究水螅。水螅是一种细小的水生动物，拥有多达12个头，而且每个头都具有再生能力。伦德（以及后来的其他人士）发现，将极微弱的电流通过水螅的身体便可以控制再生作用。他使用了较强的电流，超过这种生物本身的电力，结果原本应该长出尾巴的部位长出了一个头。20世纪50年代，马什和毕姆斯进行了几项研究，他们发现，只要电压够高，就连扁虫也会开始重组——头部会变成尾部，反之亦然。然而，还有其他研究也证明，若是选取非常幼小的胚胎，把神经系统切断，嫁接到另一个健全的胚胎身上，结果它还是会存活下来，就像是连体双胞胎，贴着健全胚胎的背部存活。另外，也有几项实验证明，将微弱电流通过蝾螈的身体，还能逆转其再生过程。

整形外科医师罗伯特·贝克尔的研究焦点，主要是试图刺激或加速人类和动物的再生进程。不过，他也在《骨头和关节外科期刊》发表了许多实验报告，显示腿部被截除的蝾螈等动物，残肢部位会出现电荷改变，而且这种电压攀升现象会持续到新的肢体长出为止。

许多生物学家和物理学家都发展出一种观念，认为辐射波和振荡波让细胞同步分裂，也促使染色体指令传遍全身。这其中最有名的，或许就数利物浦大学的赫伯特·弗勒利希。他曾经荣获众人艳羡的普朗克奖章，还荣获德国物理学会年度奖，表彰他投身物理研究所取得的杰出成就。弗勒利希很早就引进一个观念，认为有某种集体振动促成蛋白质彼此合作，协力执行 DNA 和细胞内蛋白质的指令。他甚至还预测，蛋白质内部所发生的这种振动，能够在紧贴细胞膜内侧的部位产生某些频率（如今称为"弗勒利希频率"）。小规模蛋白质作用应该就是以波的交流方式来完成，氨基酸的作用就是一例，而且波的交流也应该可以当作蛋白质与整体系统同步活动的好的运作方式。

弗勒利希本人还完成若干研究，证明一旦能量达到某个门槛，分子就会开始和谐振动，直至全部都达到某种高度相干的层级为止。一旦分子达到这种同调态（相干态），便具有若干量子力学特性，包括非定域性。这时它们便能够协同运作。

意大利帕多瓦大学物理学家雷纳托·诺比利投入实验，搜集动物组织发出电磁频率的相关证据。他做实验时发现，细胞内液带有电流，也能产生波图样，而且结果和侦测脑皮质与头皮所得的脑电图（EEG）读数相符，波图样两相一致。匈牙利诺贝尔奖得主阿尔伯特·森特—哲尔吉提出假设，认为蛋白质细胞的作用就像半导体，能够储存电子能量，并将能量转换为信息向外传播。

然而，这些研究多半都被人忽略，古维奇的初期研究也不例外。究其原因，大半是由于设备不够灵敏，在波普的机器发明之前，没有仪器能够测量这种纤细的光粒子。此外，由于荷尔蒙的发现，加上生物化学初创，于是在 20 世纪中期，凡是涉及运用辐射来做细胞沟通的理念，最后全都被摆到一旁，当时一味认为这一切都能以荷尔蒙或化学反应来解释。

### 神秘光子流

等到波普制成光机器时，他在 DNA 辐射理论界可谓是孤立无援。不过他坚持投入，加紧从事实验，对这种神秘光的特性的了解也越来越深。他进一步发现，一切生物——从最基本的动物、植物到极端繁复的人类——全都不断射出光子流，发射的电子数从几颗到几百颗都有。发射的光子数和生物的演化等级地位似乎有连带关系：生物愈复杂，发射的光子数愈少。原始的动物、植物，每秒每平方厘米的光子发射数量往往可以达到 100 颗，波长为 200~800 纳米，相当于非常高频的电磁波，明显落在可见光区间，就人类而言，以相同的面积、时间和频率而论，发射数量只有十颗。他还发现了另一种古怪现象，当光线照射于活细胞，这时细胞便会吸光，然后延迟一阵子，接着才发出强光——这种过程称为"延迟发光"。波普推测这可能是种矫正设计，有生命系统必须维持微妙的光均衡。就这个例子来说，当生物接受太多光照轰击，便会将额外部分排除。

世界上很少有地方是完全漆黑的。只有遮蔽包裹才算得上是漆黑，里面只剩下几颗光子。波普就拥有一处全封闭包裹，那是一个十分黑暗的房间，里面每分钟只能检测到极少的光子。这是唯一适用于度量人类光的实验室。他开始以几名学生作为对象，研究他们的生物光子发射模式。他要其中一名实验者（27岁的年轻健康女性）每天都坐在室内，为期9个月，并由他检测她手部和前额小范围的光子读数。波普分析所得资料后，其结果让他大感惊讶。他发现光发射是遵循一套模式——呈现7、14、32、80和270天的生物节奏，这些日子的发射作用完全一致，甚至在一年之后依旧不变。左右两手的发射情况也有关联，倘若从右手射出的光子数增加，则左手的发射数量同样也会增加。就次原子层级而言，两手是以同相波动。谈到光，右手知道左手在做什么。

发射似乎还遵循其他的自然生物节奏，按照日、夜、周、月的周期，都可以察觉到雷同的特性。看来身体除了本身自有节奏之外，还依循世界的生物节律。

至此，波普只针对健康人进行研究，并发现了量子能级的微妙相干性。不过，生病的人会发出哪种光？他针对一批癌症患者进行实验，结果显示所有癌症病人全都丧失了这种自然周期节律，连他们的相干性也消失了，内部沟通线路全都受到干扰。他们不再能够与世界联系。事实上，他们的光逐渐熄灭。

多发性硬化症的情况则刚好相反：多发性硬化症是种秩序过度的状态。罹患这种疾病的人吸收太多光，协调合作太甚，结果便失去弹性和个体性，这就像是部队齐步过桥之时，由于人数太多，便会把桥震垮。多发性硬化症患者是被光淹没了。或许相干性是在混乱和秩序之间取得的最适宜情况。

波普还检视了压力的影响。生物光子发射作用在压力状态下便会增长——这是一种防卫机制，目的是要设法让患者恢复均衡。

这一切现象让波普开始思考，他认为生物光子发射具有矫正作用，这是零点能量场起伏对生命系统发挥的影响。所有系统都希望自由能量达到最低程度。理想世界里的波动全都借由破坏性干涉彼此抵消，然而针对零点能量场而言，这却不可能实现，因为场内会不断出现细微能量起伏来干扰系统。发射光子是一种补偿行为，目的是要制止这种干扰，并设法取得某种能量均势。根据波普的想法，零点能量场迫使我们成为蜡烛。最健康的身体发光最弱，也最接近零点态，这就是有生命事物最向往、最接近空无一物的状态。

这时波普认识到，他这一段所进行的研究，不单单只是癌症疗法或完形建构实验。他进行的实验是一种模型，可以比当代的新达尔文理论更能解释地球上为何会演化出这一切生物。

这并非是一种完全仰赖随机误差，只凭运气才侥幸构成的系统，倘若 DNA 是采用各式各样的频率来作为信息工具，据此便可推知，这是种能够进行理想沟通的反馈系统，借由波来编码并传递信息完成交流。

据此或许也能够解释身体为什么能够再生。远溯至 20 世纪 30 年代，便有实验以蝾螈为对象，将它们的肢体、一个双颚完全截除，甚至摘除单眼晶体，结果还能够完整再生，就好像遵照潜藏的蓝图重新长出的一样。

这个模型或许也可以解释幻肢现象，这是截肢人士的一种强烈的身体感觉，截肢以后觉得失去的手臂或腿肢仍旧存在。许多截肢人士都说他们丧失的肢体会出现真实的强烈痉挛、疼痛或瘙痒的感受。他们体验的肉体感受或许是真的，那是肢体依旧存在的幻影，就铭印在零点能量场中。

波普逐渐想通，或许体内的光正是健康和疾病的关键。有一次波普以鸡蛋做实验，他取得自由放养和圈养的母鸡下的蛋，比对两批鸡蛋所发射的光。结果发现自由放养的母鸡所下的蛋，光子相干性远超过取自圈养的鸡的蛋。接着他还以生物光子发射为工具来测量食物的特性。最健康的食物所发射的光强度最低，而且相干性最高。每当系统出现干扰，光子发射数量全都会提高。健康状态就是理想的次原子沟通态，健康不良则是沟通瓦解的状态。当波动不再同步，我们就会生病。

### 颠簸的研究之路

波普的研究成果发表后，很快便引来科学界的攻击。波普在科学界的许多德国同胞都认为他的耀眼才华终究光辉不再了，他所任职的大学的学生，凡是有人希望研究生物光子发射的，都开始遭受谴责。到了 20 世纪 80 年代，波普作为助理教授的合约期满，学校找了个借口，要求他离职。就在他任期终止前两天，学校行政人员结队进入他的实验室，要求他交出所有设备。所幸，有人对波普透露临检消息，让他事前获得一名学生的协助，把他的光电倍增管藏在学生宿舍的地下室，他的宝贝设备才得以完整无缺地随着他离开校园。

马堡大学对待波普就像是处理罪犯，并没有给予公平审判。波普担任助理教授多年，以他这些年来的贡献，理应获得相当高额度的津贴，但马堡大学却拒绝支付。他只好诉诸法律，要求学校偿还欠他的 4 万马克。他虽要回了这笔钱，但他的事业生涯顿成泡影。那时他已经结婚，有 3 名年幼子女，事业前程毫无头绪。当时没有一所大学打算与他接触。

看来，波普的学术生涯似乎已经终结。他花了 2 年待在罗德勒药厂，那是一家制造顺势医疗用药的私营药厂，也是极少数采纳他这套离奇理论的机构之一。不过，波普依然保持在自己实验室中独断专行的作风，深信他的研究正确无误。最后，他终于获得凯泽斯劳滕大学沃尔特·纳格尔教授的赞助，邀请他协力合作。结果波普的研究又惹恼了该大学教职员工，并被要求辞职，理由是他的研究有损学校的清誉。

最后，波普在凯泽斯劳滕理工中心谋得一职，该机构大半都靠政府资助，从事应用研究。此后他花了 25 年才逐渐扭转学界人士的观点。慢慢地，全球各地出现了少数科学家，逐一开始考虑身体的沟通系统或许是种复杂的共振频率网络。他们还建立了生物物理学国际研究院，包括 15 个科学家团队，分别来自世界各地的国际核心机构。这时波普也已经在杜塞尔多夫附近的诺伊斯为他的新团队找到办公场所。当时有一些来自世界各地的知名科学家开始赞同他的主张，包括一位诺贝尔奖得主的兄弟、古维奇的孙子、一位任职波士顿大学并兼在日内瓦欧洲核研究中心核子研究实验室服务的核物理学家，还有两位中国生物物理学家。波普自此时来运转，突然间，世界各地的若干知名大学陆续发出邀约，希望他加入。

### 用光沟通

波普和他的新同事继续研究光发射，他们将同种动物的不同个体作为对象，首先是针对一类水蚤（属名为 Daphnia）来做实验。他们的发现令人震惊不已。光电倍增管检测结果显示，水蚤会吸取其他水蚤所发射的光。波普以小鱼为对象试做相同的实验，发现它们也有相同的表现。根据他的光电倍增管读数，向日葵就像是生物真空吸尘器，会转向阳光最强的方位吸取光子。就连细菌也会吞噬自己所栖身的媒介中的光子。

　　波普开始醒悟，了解到体外的这类发射有其目的。波共振不只用来进行体内沟通，还可以用来进行生物间的交流。两个健康的生物，借由光子交换从事波普所称的"光子吸取作用"。波普认为这种交换流程或许能够揭开动物界若干最难解的谜团：鱼群、鸟群如何在瞬间表现出完美的和谐动作。研究动物返家能力的许多实验者都证明，动物这项本领完全不是遵循惯用路径或嗅闻气味行进，甚至和地球的电磁场也毫无关系，其实这是种无形的沟通方式，就像彼此间有根无形的橡皮筋连着，甚至当动物与人类相隔几公里，也都能发挥作用。针对人类来说还有另一种可能的效用，倘若我们能够吸取其他生物的光子，或许就能够运用这个信息，当我们的光偏离常态时，就能够借此进行矫正。

　　波普已经开始针对这个观念进行实验。倘若致癌化学物质能够更改身体的生物光子发射，那么说不定有其他几种物质能够被重新启动，强化沟通作用。波普想要知道，是否有某些植物的萃取物质能够改变癌细胞的生物光子发射特征，这样一来，癌细胞就会与身体的其他部位再启交流。他开始进行实验，钻研几种据称能够用来治疗癌症的无毒物质。但除了槲寄生之外，其余物质都只会增加肿瘤细胞发出的光子数量，对身休的致命危害更甚。槲寄生似乎能帮助身体，让肿瘤细胞的光子发射作用"再社会化"，并使其恢复常态。波普针对许多个案做实验，其中一名受试者是罹患乳癌和阴道癌的三十几岁的女士。波普取槲寄生和其他植物的萃取物，试用于她的癌组织样本。结果发现，某种槲寄生药剂能够促使样本组织产生与身体相似的相干性。那位女士征得医师同意，除了这种槲寄生萃取物之外，不再接受其他任何治疗。过了一年，她的实验室检验结果显示，差不多一切都恢复了正常。这名原本已经放弃希望的晚期癌症女性患者，只采用一种草药，她体内的光便恢复了正常。

就波普的看法，顺势疗法也是光子吸取作用的实例。他早就开始把这种疗法当作一种"共振吸收器"。解铃还须系铃人是顺势疗法的基础理念，若有某种植物的萃取物，以完整活性导致身体罹患荨麻疹，那么这种物质经过极度稀释，便可以用来治疗这种疾病。倘若体内有种劣质频率能引发某些症状，那么，能够引发同类症状的某种物质，经过大幅稀释，也依旧带有这种振荡频率。对症的顺势解药就像是共振音叉，或许能够吸引不当振荡，然后予以吸收，如此便得以促使身体恢复正常。

波普认为，说不定还可以用电磁分子信号发射来解释针灸的效能。根据传统中医理论，人体带有一套经络系统，深植于组织内部，而且中国人所说的气（生命力）是一种隐形的能量，顺着经络通行并流遍全身。按照理论，气是通过针刺穴位进入身体，循此流入（与西方人类生物学所述并不吻合）深处器官构造并供应能量（因此也供应生命力）。每当经络路径出现能量阻塞，便要引发疾病。按照波普的见解，经络系统的作用或许就像波，能够引导特殊身体能量传达到特定的范围。

科学研究证明，体表许多针刺穴位的电阻都很低，和穴位周围皮肤的电阻值有很大的差别（穴位中央为1万欧姆，而周围皮肤则为300万欧姆）。还有研究显示，以低频刺激穴位时，身体会释放出具有镇痛效果的脑内啡，还有被称为皮质醇的类固醇。若是改以高频刺激，则会释放出重要的情绪调节神经传导物质，比如，血清素和肾上腺素等。而刺激穴位周围的皮肤，就不会出现这类现象。然而，另有一项研究则证明，针灸能够使血管扩张，提高输往体内远端器官的血流量。还有一项研究证明经络存在，并显示针灸对多种疾病都有疗效。整形外科医师罗伯特·贝克尔针对身体电磁场也完成了大量研究，他设计了一种专用电极记录器，很像是切割比萨的器具，可以沿着身体滚动。经过多项研究，结果显示在每位受试者的相同部位，全都可以测得电荷，而且位置和中国人所说的经络穴位完全吻合。

许多现象都可以深入探究，有些或许能获得成功，有些则不一定。不过，波普深信一点：他的DNA和生物光子发射理论是正确的，而且光子发射还能驱动身体处理过程。他心中笃信生物学是由他观测到的量子过程驱动，目前只缺少其他科学家的实验证据来显示这是如何成为现实的。

# 第四章　细胞的语言

　　巴黎城郊称不上时髦的克拉玛区一栋白色的移动式小屋内，一颗心脏摆在特制的细小脚手架上继续搏动。这要归功于一些法国科学家，通过提供适度比例的氧气和二氧化碳来维持心脏的生机，这正是最先进的心脏移植外科手术所采用的一项技术。不过，这次并没有捐赠者，也没有受赠者，那颗心脏早就从主人体内移除，原本属于一只盛年的雄性天竺鼠（哈德莱品种）。科学家只对器官本身感兴趣，他们已经对它使用乙酰胆碱和组织胺，这两种都是大家熟知的血管扩张剂，接着又使用阿托品和美吡拉敏，这两种都能够增强其他药物的效用，最后则量度冠状动脉流量及心搏速率等变化。他们想知道心脏会表现出哪种反应。

　　这里并没有发现意外之事。一如预期，组织胺和乙酰胆碱都能提高冠状动脉的血流量，而美吡拉敏和阿托品则产生抑制效果。这项实验唯一不寻常的地方是，促成改变的原动力其实并不是药剂化学物质，而是细胞的电磁信号低频波，而这组信号波是采用特别设计的转换器，由一台配备声效卡的计算机记录下来。实验就是以这组信号施加于天竺鼠的心脏，也就是用这种频率低于两万赫兹的电磁辐射来促使心脏加速，而这种结果也正是这类化学物质本身能够生成的效应。

这种信号能够有效取代化学物质，因为信号就是分子的识别标志。那个科学家团队成功以信号取代化学物质本身，却又默不作声，他们明白自己这项成就的爆炸性本质。借由他们的努力，分子发射信号的寻常理论以及细胞如何彼此"交谈"的理论，全都出现重大改变。他们开始在实验室中证明波普不久之前所提出的观点，显示宇宙间的每个分子全都有种独特的频率，而分子和世界谈话所采用的语言就是共振波。

当波普推敲生物光子发射的恢宏含义的时候，一位法国科学家也在检视这种光对个别分子的影响。波普认为生物光子发射能够协调一切身体过程，而那位法国科学家则发现了这种作用的巧妙运作方式。波普在身体内部观察到的生物光子振动，能够促成分子振动并发出本身独有的识别频率，并发挥出独有的驱动力量，也构成分子的交流手段。早先这位法国科学家便曾凝神倾听这种细微振荡——宇宙的交响乐章。我们身体内的每个分子都能奏出一个音符，并传遍全世界。

这项发现意味着法国科学家雅克·邦弗尼斯特的事业生涯就要彻底改变，迈向艰辛的路途。到 20 世纪 80 年代之前，他都是按照常规的康庄大道成就杰出事业。邦弗尼斯特是位医师，在巴黎医院体系完成住院实习阶段，接着便投入过敏症研究，成为过敏症和发炎症专家。他曾被指派担任法国国家健康暨医疗研究院（INSERM）的研究主任，并由于发现了一种与气喘等过敏症作用机制有关的血小板活化因子而名噪一时。

50岁时，邦弗尼斯特傲视全球。无疑他也期盼能够在现行体制赢得国际声誉。在这个领域中，他以身为法国人为荣，因为自笛卡儿时代以来，投入这一行的同胞人数并不是太多。当时谣言四起，都说邦弗尼斯特有可能获得提名，竞逐诺贝尔奖，跻身少数成为候选人的法国生物学家之一。他的论文经常被国家健康暨医疗研究院的科学家引用，而这正是荣誉和地位的象征。他还获得了法国国家科学研究中心（CNRS）的银质奖章，这是法国科学界极受推崇的荣耀。邦弗尼斯特五官分明，相貌堂堂，举止高雅，言辞俏皮幽默，而且他已结婚达30年。不过，无论是他的婚姻状态还是他的圆满现状，都完全约束不了他无伤大雅的花心倾向，身为法国人，他认为这种特质多少是一定要有的。

然而在1984年，这条通往光明前程的康庄大道却意外偏离正途，起因于一个小小的运算错误。那时邦弗尼斯特在国家健康暨医疗研究院的实验室研究嗜碱性细胞脱粒作用——特定白细胞对过敏原的反应。有一天，伊丽莎白·达弗纳——他的顶尖实验技师之一——来找他，告诉他根据她的记录，尽管溶液中的过敏原分子数太少，白细胞却依旧出现反应。这个发现完全归因于运算时的一项小错，她误以为原始溶液的浓度较高，于是再加稀释，想调配到正常浓度。她偶然之间把溶液大幅稀释，最后只残留极少数原有的抗原分子。

邦弗尼斯特检视数据，然后毫不留情地把她轰出办公室。他宣称她所提出的结果绝对不成立，因为该溶液里面并没有分子。

"你根本就是用水在做实验，"他告诉达弗纳，"回去重做一遍。"

后来她设法重做实验，用相同溶液得出相同结果，这时邦弗尼斯特才了解到，达弗纳这位一丝不苟的研究人员或许是遇见了值得探究的现象。往后几个星期，达弗纳一再带着无从解释的结果回到他的办公室，显示从效力极度弱化的溶液，产生强大的生物学作用，然而以溶液的抗原含量，却不可能产生这种效果。于是邦弗尼斯特便构思出各式牵强的理论，试图以众所周知的生物学理论来解释这类结果。他认为可能是后来有另一种抗体产生作用，也或许这是对第二种不明抗原所产生的反应。他实验室助教中的一位顺势治疗师观察这些结果后，表示这些实验结果和顺势疗法的原理非常接近。那套医疗体系把活性物质溶液大幅稀释，直到原始物质几乎一点不剩，这时便只留下其"记忆"。当时，邦弗尼斯特根本连顺势疗法是什么都不知道——他这位医师就是这么传统，不过，他也是位研究型科学家，这部分却充分激发了他的研究欲望。他要达弗纳进一步稀释溶液，让里面完全不留下丝毫活性物质。这组新研究所用的溶液完全是纯水，然而不管溶液稀释到什么程度，达弗纳却是不断获得一致的结果，仿佛里面依旧保有活性成分。

由于邦弗尼斯特具有过敏症专家背景，他的研究都采用标准过敏症检测法，目的是要使人类细胞产生典型过敏反应。他分离出嗜碱性细胞，也就是表层含有E型免疫球蛋白抗体的白细胞。正是这类细胞，令过敏症患者产生过敏反应。

邦弗尼斯特选定E型免疫球蛋白，因为这种免疫球蛋白对花粉或粉尘等过敏原都会产生灵敏反应，并由其细胞内细粒释出组织胺，此外它们对于某些抗E型免疫球蛋白抗体也很容易产生反应。如此一来，若是这类细胞会受到某种东西的影响，就不太可能会错过。同时E型免疫球蛋白还有个优点，邦弗尼斯特可以采用他本人在国家健康暨医疗研究院开发的专利检测法，来测试其染色性质。由于嗜碱性细胞的外观和多数细胞同样都类似果冻，当在实验室中研究这类细胞时，都必须先做染色才能看到它们。不过，染色作业会造成改变，就连甲苯胺蓝一类的标准染料也是如此，这其中有许多影响因素——染色对象是否健康，以及其他细胞对原有细胞的影响。当E型免疫球蛋白细胞接触到抗E型免疫球蛋白抗体，它吸收染料的能力便会改变。抗E型免疫球蛋白号称"生物性染料去除剂"，能够抑制染色功能，效果十分明显，几乎能让嗜碱性细胞隐身不见。

邦弗尼斯特选择抗E型免疫球蛋白的另一项理由和尺寸有关，原因是这类分子都相当大。如果实验宗旨是要断定，当把水中所含抗E型免疫球蛋白完全滤除，是否连纯水也依旧保有效用，那么采用大型球蛋白就不可能有任何分子意外残留下来。

这些研究是在 1985 年到 1989 年之间进行的，达弗纳也在实验室笔记中艰难地把这 4 年的经历记录了下来。邦弗尼斯特团队选取抗 E 型免疫球蛋白制成高度稀释的溶液，做法是将原有的溶液倒进另一支试管，装满 1/10，接着添加 9 份标准溶剂。随后每次都将管中稀释液用力摇晃（术语称为振荡），类似于顺势医疗界制作药剂的方式。总之，该团队就是采用这种一份溶液 9 份溶剂的稀释液，接着再不断稀释，最后便稀释成一份溶液对 99 份溶剂，甚至一份溶液对 999 份溶剂。

他们把这种高度稀释液逐一添入嗜碱性细胞剂中，然后在显微镜下清点数量。结果令所有人惊讶，连邦弗尼斯特也大感意外，他们发现，染料吸收抑制效应的读数竟达 66%，甚至连添水稀释到含量只有 1/1 060 的溶液也是如此。后来的实验还以每次百倍连续稀释溶液，最后达到 1/10 120 的稀薄含量，这时根本连一个 E 型免疫球蛋白分子都找不到，结果嗜碱性细胞却依旧受到影响。

最出人意料的现象还没有上场呢！尽管抗 E 型免疫球蛋白的效能，在浓度为 1/1 000（第三次 10 倍率稀释）时达到最高，接着就开始随着每次稀释而减弱（或许这就和合理预期相符），不过实验到第九次稀释时，局势却出现逆转，高度稀释的 E 型免疫球蛋白效能逐步提高，而且随着稀释倍率的提高，效能还不断增强。这就是顺势医疗界一向的主张：溶液愈稀薄，效果愈强大。

## "水的记忆"事件

邦弗尼斯特和分别位于法国、以色列、意大利与加拿大四国的另外五个实验室通力合作，他们重做实验，全都获得了相同的结果。随后，这13位科学家共同署名，把4年的合作成果投递给著名的《自然》杂志，并在1988年某期刊出。结果显示，若是将抗体溶液一再稀释，直到连一个抗体分子都找不到，这时抗体依旧能够激发免疫细胞做出反应。他们得出结论，认为从刚开始那份溶液稀释到若干阶段，原有分子连一个都找不到了，然而：

在稀释/摇晃过程中，肯定有特定信息经过传送。或许水分可以作为分子的模板，例如，借由无止境的氢键结合成的网络或电场和磁场，这种现象的详细特性仍然无法解释。

见此论文发表，大众新闻媒体紧抓不放，在他们看来，邦弗尼斯特是发现了"水的记忆"，而且他的研究还被普遍视为顺势疗效的明证。邦弗尼斯特本人也清楚这个结果所引发的反响远远凌驾于一切非传统医学理论之上。如果水能够铭印、储存分子信息，那么我们对分子的认识便要受到冲击。还有，既然人类细胞里面的分子周围都有水环绕，那么这也要影响到我们对体内分子是如何彼此"谈话"的认识。在一切有生命的细胞里面，每有一个蛋白质分子，相对都存有1万个水分子。

《自然》杂志肯定也了解这个发现对公认生化定律的潜在影响。编辑约翰·马多克斯同意发表那篇文章，不过他事先采取前所未有的步骤，在文章底下附注编辑补遗：

编辑异议声明：本文读者或许与多位审阅专家一样不敢轻信，而且在过去数月期间，这批专家也曾经针对本文几个版本发表评论。本结果的关键点在于，一种抗体的水溶液，经过高度稀释，依旧能够引发生物反应，然而任何样本稀释到这种程度，里面存有单一分子的概率都微不足道。这种活性并无确凿基础。鉴于邦弗尼斯特教授的协同研究方式，《自然》杂志便安排独立审查团队来观察其实验重做的结果。这项审查报告将于不久后刊出。

马多克斯还在他本人的这篇附注补遗中，敦请读者在邦弗尼斯特的研究中找漏洞。

邦弗尼斯特生性自负，有勇气由对由挑战既存体制。他不仅愿意大胆露脸，选择在整个科学界最保守的期刊上发表研究成果，而且当他们提出质疑，他也毫不迟疑地接下战书，他同意在他的实验室再做实验，以得出相同的结果。

论文发表之后的第四天，马多克斯亲自莅临，随行的还有邦弗尼斯特所称的科学"揭弊小组"，组员包括著名的庸医终结者沃尔特·斯图尔特和专业魔术师詹姆斯·兰迪。兰迪经常获邀揭穿科学研究的骗局，指出其中的舞弊伎俩。邦弗尼斯特纳闷，魔术师、记者，加上一名庸医终结者，真的是最能够评估生物学实验微妙变化的团队吗？在他们的监视之下，达弗纳进行了4次实验，其中一次是采用单盲设计（实验者事前不知所用材料或对象为何的实验设计），按照邦弗尼斯特的说法，四次全都成功。然而，马多克斯和他的团队却驳斥了实验的发现，并决定更改实验协议，改为采用更严密的编码程序，甚至还夸张作秀，用胶带把代码贴在天花板上。斯图尔特坚持亲自进行若干实验，而且尽管邦弗尼斯特认为斯图尔特对这类实验并无认识，他却还是执意修改部分设计。

于是按照他们的新协议，以及在质疑国家健康暨医疗研究院团队暗藏玄机的紧张气氛之下，他们又进行了3项测试，结果全都失败了。这时马多克斯和他的团队已有定论，并迅即离去，临行前还向邦弗尼斯特索取了1500份论文复印件。

他们五天的访问行程结束后不久，《自然》杂志发表了一份标题为《高度稀释实验是场骗局》的报告，内容宣称邦弗尼斯特的实验室并没有妥善遵循科学协议。文章并没有采信其他实验室的佐证数据。马多克斯对此表示惊讶，因为那批研究并没有全部成功，其实生物学研究原本就是如此——而这也是邦弗尼斯特在发表结果之前，做了超过300次实验的一个原因。马多克斯在判决文中也没有指出染色试验极其敏感，只要实验条件稍有变动就可能失灵，因此，就连高浓度抗E型免疫球蛋白溶液，对某些捐赠血液也不会构成影响。他们还写道，邦弗尼斯特的共同执笔者，竟然有两位接受了顺势治疗药物厂商的赞助，这令人感到惊愕。他们是否暗示，这些研究是为了取悦赞助机构而篡改的结果？

邦弗尼斯特对此进行了反驳，说明产业赞助是科学研究界的常态。邦弗尼斯特慷慨激昂地发动反击，还吁请科学界要敞开心胸：

塞勒姆村猎杀女巫或麦卡锡那种控诉行为都会扼杀科学。拥有自由环境，科学才能昌盛……要明确证实矛盾的结果，唯有重复为之。尽管出于善意，说不定我们全都错了。这并非罪行，这是科学的惯例。

《自然》杂志的结论让邦弗尼斯特信誉扫地，也危及他在国家健康暨医疗研究院的地位。研究院的一个科学委员会针对他的研究提出谴责，并发表了几项几乎获得全员通过的声明，主张他早该进行其他实验，否则就不应该断言经过200年来的化学研究，竟然还有某些现象成为漏网之鱼。国家健康暨医疗研究院不让邦弗尼斯特提出抗辩，不听信他有关《自然》审查做法的异议，还阻止他继续研究。流言四起，说他心理失衡，还舞弊造假。信函如雪片般投至《自然》等出版媒体，称他的研究为"暧昧科学"，是种"恶毒骗局"和"伪科学"。

邦弗尼斯特好几次都有台阶下，可以从这项研究中优雅脱困，而且就专业方面，他也没有理由继续钻研。若是坚守原有研究结果，肯定就会毁掉他一点一点建立起的事业生涯。邦弗尼斯特在国家健康暨医疗研究院已经发展到巅峰，但他并没有意愿担任院长。他向来没有事业上的抱负，只希望能继续进行他的研究。到了这种地步，他也觉得自己已经别无选择，瓶中精灵已经出闸。他发现了证据，把他的专业所学，在细胞沟通方面的一切信念全都彻底毁弃，这时已经无法回头。不过，这其中也有不可抗拒的兴奋悸动。这是他所能想到，最令人放不下的研究，是他想象中最具有爆炸性的成果。诚如他津津乐道的，这就像是偷看大自然的裙底风光。邦弗尼斯特离开国家健康暨医疗研究院，设法从私营机构取得赞助，其中一家是数字生物企业（DigiBio），由于这家公司的赞助，他和巴黎中央理工学院的天才工程师迪迪埃·吉约内才有办法继续从事研究。吉约内在1997年加入他的阵营，经过《自然》一事的惨败羞辱，他们着手投入"数字生物学"，这个发现没有丝毫主观灵感成分，完全是经过了八年的严谨实验，依循逻辑推演而出。

当初水的记忆研究，促使邦弗尼斯特深入有生命的细胞，检视内部分子的沟通方式。不管从哪方面来讲，生物分子彼此肯定都有对话。当一个人激动起来时，肾上腺便分泌出较多肾上腺素，这肯定会通知特定受体，借此让心脏跳得快些。根据一项普通理论（称为定量结构—活性关系），构造彼此匹配的两个分子会交换特定（化学）信息，并且是发生于彼此相遇之际。这就很像是钥匙寻得匹配的钥匙孔（因此这个理论也常被称为钥匙和锁孔模型，或者锁钥互动模型）。生物学家依旧笃信笛卡儿的机械论理念，认为要产生反应，只能借由接触，或只有某种冲力，才能竟其功。尽管他们采信重力，却排斥其他一切超距作用理念。

倘若这类事例是偶然所致，那么考虑到细胞的浩瀚数量，就统计而言，这几乎是毫无指望。针对一般细胞，每有一个蛋白质分子，相对存有 1 万个水分子，细胞内分子彼此推挤，四处翻腾，就像一批网球在游泳池中四处漂浮。现有理论的主要问题是，这太过于依赖概率，也必须花上相当长的时间。理论一开始就无法解释喜、怒、哀、惧等生物反应为什么发生得这么快。不过，倘若每个分子都各有特殊的识别频率，其受体或具有匹配的频谱特征的分子，便能够调节到这个频率。这就很像是把收音机调到某家电台的频率，甚至能够跨越辽阔的距离，也很像音叉，可以让频率相等的另一个音叉开始振荡。两者开始产生共振——其中一个物体的振动，受到频率相等或相近的另一物体的振动影响而得到强化。当这两个分子以相等波长共振，接下来，两者便开始与该生化反应中的其他分子产生共振。于是按照邦弗尼斯特的讲法，这就构成一种以光速移行的电磁冲量"级联"，这就比偶然碰撞更能解释为什么几乎在瞬息之间就能够激发生化连锁反应。而这也是延续波普研究的合理引申走向，如果人体内的光子能够在电磁频谱完整区间激发各类分子，那么光子本身具有特殊的识别频率便是合乎逻辑的。

邦弗尼斯特的实验明确显示，细胞并不靠偶发碰撞事件来运作，而是仰仗低频电磁波（低于20 000赫兹）的电磁信号发射。他研究的电磁频率与声音范围频率相符，然而，它们并没有真正发出我们察觉得到的声响。地球上的所有声音——溪流的涟漪声、爆雷声、枪声、鸟鸣声——都是低频声音，介于20到20 000赫兹之间，是人类听力所及的范围。

于是，根据邦弗尼斯特的理论，两个分子便同步振动，甚至还能在相隔遥远的距离以相同频率共振。接着，这两个共振分子还会生成另一种频率，于是这种频率便会在下个生物反应阶段与另一个（或另一群）分子共振。按照邦弗尼斯特的观点，这就可以解释为什么分子的细微变化（好比缩氨酸机能的启动关闭）会引发剧烈效应，而且远超过分子的实际作为。

想想我们对分子振动方式的了解，就知道这样讲并不牵强。特定分子和分子间键的结合都会发出特定频率，而且借由最灵敏的现代望远镜，便能够在几十亿光年之外感测得到。长久以来，物理学家都承认有这类频率存在，然而在生物学界，除了波普和同好的先驱之外，却没有人凝神思索这类频率是否真有某种用途。除了邦弗尼斯特之外，包括罗伯特·贝克尔、西里尔·史密斯等前辈人物，都曾经进行广泛的实验，研究生物的各种电磁频率。邦弗尼斯特也做出贡献，证明分子和原子各具独特频率，并以现代科技来记录这种频率，还运用记录所得来进行细胞沟通。

### 分子识别频率

自 1991 年开始，邦弗尼斯特便证明，只要使用一个放大器和电磁线圈，就可以传送特定分子信号。四年后，他已经能够用多媒体计算机来记录、回放这类信号了。邦弗尼斯特和吉约内完成了几千次实验，把分子的活动记录在计算机上，接着以平常对该物质便有灵敏反应的生物系统为对象回放信号。该种生物系统每次都上当，误以为自己是与该物质本身互动，并据此做出反应，启动生物连锁反应。另有其他研究也显示，邦弗尼斯特团队能够运用交变磁场来消除这类信号，从而制止细胞内的活动。这是他们与法国国家科学研究中心美优东实验室共同进行的研究。这不可避免要得出一个结论：诚如波普所构思的理论，分子是以振荡频率来彼此对话的。看米，零点场会生成一种介质，于是分子便能够在刹那之间，彼此进行非定域性对话。

数字生物企业的团队采取五类研究来测试数字生物学理：嗜碱性细胞活化、嗜中性活化、皮肤检验、氧活性，还有最新的血浆凝结作用。血浆是取自血液的淡黄色液体，和全血一样，血浆能够携带蛋白质和废物并能够凝结。若想控制凝结能力，必须先借助钳合作用（利用化学方式来捕捉物质）把血浆所含钙质移除。倘若在血中添加含钙水，血液就会凝结成块。若是添加肝抗凝血素（传统抗凝血药）便能够防止血液结块，而且就算血中含钙也无妨。

在最新完成的研究中，邦弗尼斯特先把钙质钳合移除，接着取一试管血浆并添入含钙水，但事先播放数字化识别电磁频率，让水接触到肝抗凝血素的"声音"。这次得到的结果，和他的其他所有实验相同，肝抗凝血素的识别频率功能发挥了作用：播放识别频率时，血液比平常更不容易凝结，就像真正用了肝抗凝血素分子。

有一次邦弗尼斯特完成了精彩非凡、数一数二的实验。他证明信号可以借由电子邮件发送到全球各处，或用软盘寄送到世界各地。他在芝加哥西北大学的几位同事，录下卵白蛋白、乙酰胆碱、聚葡萄糖和水的信号。他们用专门设计的转换器，以及一台配备声卡的计算机来记录这批分子信号，随后把信号写在软盘上，接着便以一般邮件寄到位于克拉玛的数字生物企业实验室，后来还有几次实验，是以电子邮件附加档案方式寄送信号。克拉玛的团队让一般的水接触这种

（数字式卵白蛋白、乙酰胆碱或普通水）信号，然后把接触过信号的水或普通水分别注入脱离身体的天竺鼠心脏浸泡液中。结果所有数字化水，全都能够促使冠状动脉流量出现变化，而且和控制组（使用未接触信号的普通水）所得结果有非常显著的差异，数字化水所引发的效果和真正物质对心脏所造成的影响完全相同。

朱利亚诺·普雷帕拉塔和他的同事埃米里奥·德尔·朱迪切都任职于米兰核物理研究院，这两位意大利物理学家正在进行一项野心勃勃的计划——企图解释为什么世界上有某些物质是结为一体的。科学界借由古典物理学定律，对气体有相当深入的了解，因气体是由个别原子或分子所构成的，这些成分各自在辽阔空间里面分别行动，因此很容易理解。然而，人们对液体和固体（也就是一切凝聚物质）的实际运作原理，却大都毫无认识。紧密聚拢的原子或分子到底如何集合共同运作？遇上这类问题，物理学家全都会一脸茫然，无法解释为什么水并不是完全蒸发为气体，或者椅子、树木里面的原子为什么能够维持原样，特别是它们还全都只能够与近邻沟通，而且是由短程作用力束缚在一起。

水是最神秘的物质之一，因为水是由两种气体构成的化合物，然而在常温、常压之下，水却呈液体形态。德尔·朱迪切和普雷帕拉塔做研究时，都是以数学方式证明原子和分子紧密聚拢时会表现集体行为，构成他们所称的"相干域"。由于这种现象同样也出现在水中，这让他们尤其感兴趣。普雷帕拉塔和德尔·朱迪切在《物理评论快报》上发表了一篇论文，证明水分子会生成相干域，和激光的作用十分接近。一般而言，光是由波长不等的多类光子所构成，就像彩虹所含的色彩，然而，激光的光却具有高度相干性，这种状况就仿佛单一的同调波，就像单一的高浓度色彩。当附近出现其他分子，这类具有单一波长的水分子似乎就会"收到通告"——只要周围出现了带电分子，它们便往往要极化——把该分子的频率储存起来并携带同行，于是在远距之外也得以被读取。这就表示，水就像一部录音机，能够铭印、携带信息，而且不管原始分子是否留在原处也都无妨。就如顺势医疗界所用的手法，晃动容器似乎能够加速这种过程。水是能量和信息传输的要素，因此邦弗尼斯特所做的研究，实际上便证明，除非以水作为介质，否则分子信号就无法在体内传递。日本冈山圣母清心女子大学情报理学研究所（"信息与科学研究所"）有位名叫保江邦夫的物理学家也发现水分子能够发挥若干影响，协助组织不和谐能量来构成同调光子——这种过程被称为"超辐射"。

这便暗示，水（一切细胞的天然介质）具有不可或缺的作用，在所有生物过程当中负责指挥分子识别频率，同时水分子也能自行组织并构成模式，起到波动信息铭印的作用。若邦弗尼斯特的见解正确，那么水就不只是能够发送信号，还具有信号放大功能。

### 反复验证

科学革新的最重要方向不见得就是原创发现，而是仿制出成果的人。只有当重作结果与原始资料相符，研究才会受到认可，也才能够让科学界的正统派别相信。尽管邦弗尼斯特的研究结果，受尽了既存体制的奚落，但另外有些地方却也开始慢慢开展了可靠的研究。1992 年，美国实验生物学会联合会（FASEB）举办了一场专题研讨会，由生物电性国际学会负责筹办，宗旨是要检视电磁场与生物系统的交互作用。其他还有多位科学家，也重新完成了高度稀释实验，另外还有几位则赞同分子沟通是通过数字化信息的方式，成功重做这类实验。邦弗尼斯特的最新研究，还由其他机构重做了 18 次，包括法国里昂的一家独立实验室和其他三家独立研究中心。

《自然》杂志水的记忆事件过去几年后，好几个科学团队仍继续努力，试图证明邦弗尼斯特错了。贝尔法斯特女王大学的玛德琳·恩尼斯教授加入泛欧大型研究团队，希望能一举证明顺势疗法和水的记忆完全是胡扯。意大利、法国、比利时和荷兰的 4 家独立实验室组成协力研究团队，修改邦弗尼斯特的嗜碱性细胞脱粒作用原始实验，并由布鲁塞尔的鲁汶天主教大学的罗伯弗洛伊德教授领军，合伙进行新版实验。这项实验无懈可击，所有的实验者完全不知道哪份溶液含有顺势医疗药剂、哪份只是纯水。所有溶液都由其他实验室负责准备，而且他们也完全不参与后续试验。研究结果的编码、译码以及表格制作，都是由与研究无关的独立研究人员来执行。

最后，在4家实验室中，有3家的顺势疗法药剂产生了显著的统计结果。恩尼斯教授依旧不采信这些结果，认定这是人为错误所致。为了消除人为随机因素，她采用一种自动化计数协议来处理所得数字。然而，自动化程序依旧得出相同的结果。具活性成分的高度稀释液生效了，不管其所用的溶液是真的具有活性成分，还是极度稀释到原始物质丝毫不剩的水，都有用。恩尼斯被迫让步："实验结果让我不得不放下怀疑，并开始探询合理因素来解释我们的发现。"

这相当于邦弗尼斯特的最后一根稻草。倘若恩尼斯得到负面结果，他们就会在《自然》上发表，彻底毁掉邦弗尼斯特的研究工作。但由于他们的结果和邦弗尼斯特的相符，于是这个发现只在一份丝毫不引人注目的期刊上发表，而且是在事后几年才刊出，这么做是为了确保没有人会注意到。

除了恩尼斯得出的结果之外，还有多项顺势疗法科学研究也都支持邦弗尼斯特的发现。这些先进的试验采用双盲设计，并加入安慰剂控制组，结果证明顺势疗法有效，还适用于多类疾病症状，包括气喘、腹泻、儿童上呼吸道感染，甚至还包括心脏病。在至少105次顺势疗法试验当中，有81次出现正向结果。

最无懈可击的研究是戴维·雷利医师在格拉斯哥完成的气喘研究，结果显示顺势疗法能够用来治疗气喘。尽管试验采用了科学设计，然而一篇有关《柳叶刀》杂志的社论，却令人想起《自然》对邦弗尼斯特的最初发现所表现的反应。社论针对《柳叶刀》同意刊登却拒绝采信论文内容一事，提出了看法：

　　还有哪种理念荒谬更甚于此？哪有医疗物质经过极度稀释，连一个分子都不大可能作用于患者，结果却依旧保有疗效？（该社论说明）是的，顺势疗法的稀释原理是很荒谬，因此治疗之所以有效，想必是肇因于其他因素。

　　读了《柳叶刀》针对雷利研究陆续刊出的论战内容，邦弗尼斯特忍不住做出回应：

　　这令人不由得要忆起19世纪一篇不证自明的论述，那是一位法国学者的作品，为是否存有陨石的激烈论战火上加油，也使当时的科学界振奋不已："石块不会从天上落下，因为天上没有石块。"

　　邦弗尼斯特眼看众多实验室重做实验，有时候却做不出相同的结果，他觉得很烦，于是便要吉约内为他制造一台自动机。那只不过是一个盒子，加上一支可以做三维移动的臂杆，这台自动机除了初步测量作业之外，其他一切程序都能处理。只需要给它原料成分，再做点塑料管路串联工作，接着摁下按钮，就可以离开。那台自动机会自行取得含钙水，摆放在线圈里面，播放肝抗凝血素信号五分钟，这样水就会"收到通知"，然后把收到通知的水倒入试管与血浆混合，再把混合液倒进测量装置来读取结果，然后把读数提供给做实验的人。邦弗尼斯特和他的团队，用他们的自动机做了几百次实验，主要目的是要把这种套件大量提供给其他的实验室。这样一来，其他的研究中心，还有克拉玛的团队，都可以确保实验完全标准化，并采用同一套协议来妥善执行。

邦弗尼斯特以他的自动机发现了大量佐证，重现波普以水蚤做实验时自己亲眼见到的现象——这就是生物发出的电磁波，对它们所处环境能够产生影响的证据。

有一次，邦弗尼斯特启动自动机进行研究，他发现机器运作大体顺畅，却有几次并不顺畅。这些事例全都出现在某位女士来到实验室的日子。然而，里昂实验室重做他们的实验时，也出现了类似现象，但这次则和一名男子有关。邦弗尼斯特在自己的实验室中进行了好几次实验，有些采取手动方式，有些则是以自动机执行，设法辩明原因，查出那名女士是采用了哪些做法，导致实验不顺畅。但她的科学方法实在无懈可击，而且她也严格遵循实验协议。那名女士本人是位生物学博士，经验丰富，做研究一丝不苟，但却屡次得不到结果。如此研究了6个月，只得出一个结论：做不出正向结果的原因和她的现身有关。

邦弗尼斯特绝对有必要找出问题的症结，他知道其中所涉至关重要。万一他把自动机送到剑桥的一家实验室，但只是因为某位特定人士的出现致使他们做出负向结果，该实验室肯定会归因于实验本身有误，但其实真正的原因却是与环境中的某种现象或某人有关。

生物效应本身并无丝毫奥妙。只要略为改变分子构造或造型，就会彻底改变分子纳入受体细胞的机能。非开即关，非成即败。药物灵验或不灵验，就本例而言，那名引发讨论的女士带有某种特性，彻底干扰了他实验所用细胞的沟通作用。

邦弗尼斯特揣测，那名女士肯定是能发射出某种会阻滞信号的波。他发展出一套检测这种效应的方法，接着很快发现，她所发射出的电磁场干扰了实验沟通信号的发送。她就像波普的致癌物质，具有频率干扰作用。这实在是太惊人了，令人难以置信，邦弗尼斯特认为这与其说是科学课题，还不如说是属于迷信。接着他让那名女士手握装有顺势治疗剂细粒的试管，过了 5 分钟，再以他的设备来检测试管，结果所有分子所发射的信号活性完全瓦解了。

邦弗尼斯特并不是理论学家，他甚至还算不上是物理学家，他只是偶然涉足电磁学界，而如今骑虎难下，投入了他完全陌生的领域来进行实验，钻研水的记忆以及分子的超高频及超低频振动能力。他试图破解这两个谜团，结果却丝毫没有进展。他只能凭感觉，朝最安稳的方向继续进行实验室实验，来证明确实有这类效应。不过基于某种他尚未仔细研究的不明因素，这类信号显然也会由体外发射出来，而且好像也会被接收与聆听。

# 第五章　与世界共振

　　所有实验差不多全都失败了。大鼠全都没有如预期那样表现。就这整套演练而言，卡尔·拉什利（1890~1958）只想要找出产生记忆印痕的位置——精确找出脑中储存记忆的定点。"记忆印痕"一词是怀尔德·彭菲尔德在20世纪20年代所创，当时他发现脑中的记忆存放的精确地址。彭菲尔德针对癫痫症患者进行了非同寻常的研究，他将患者的头皮麻醉，但其意识则是完全清醒的，结果证明，只要以电极刺激脑部特定部位，就能唤起他们对过往事件的记忆，而且很明显会呈现出逼真的细节。还有更奇妙的现象，每当他刺激脑中同一定点（通常患者并不知情），似乎都能重现同一段情节，而且细密程度也没有两样。

　　彭菲尔德还有随后的大批科学家，自然都得出结论，认为脑中有某些部位专事特定记忆的保藏功能。我们生活的所有细节，全都在脑部特殊定点经过仔细编码，就像是来宾进入餐厅，由专门的侍应领班引路，带他们到特定的餐桌就座。我们只需要找出谁坐在哪里就可以了——然后，或许还附带可以得知那名领班是谁。

　　美国著名的神经心理学家拉什利投入了近30年光阴寻找

记忆印痕。到了 1946 年，他已经在自己的实验室中（设于佛罗里达州的灵长类生物学叶凯士实验室），全面针对各式物种进行研究，希望找出脑中有什么东西、在哪个位置产生记忆。他也曾经想要强化彭菲尔德的发现，但所有研究结果似乎都证明彭菲尔德错了。拉什利生性喜欢吹毛求疵，他毕生的作为似乎都专注于负面意向：意图否决前辈的所有作为。当时还有一项令科学界沉迷不已，而拉什利却极力想要否决的信条，那个信条认为，一切心理变化，全都有可测量的实体表现，例如，肌肉运动、化学分泌机能。这次也是如此，大脑只不过是个挑剔成性的餐厅侍应领班。尽管拉什利初期主要从事灵长类研究，但他当时已经改以大鼠为研究对象。他为大鼠造了一个跳台，并教会大鼠由此跳过一扇小门，跳过那里就有食物作为奖励。凡是没有正确反应的，全都要落水跌入池中。

等他认定大鼠全都学会了这项例行程序，拉什利便系统性地着手设法抹掉那个记忆。尽管拉什利针对其他研究人员的错失提出批判，他自己的外科技术却也是一团糟。他所采用的实验室协议，会使现代的动物权利拥护人士气得跳脚。拉什利之所以不采用感染预防技术，多半是由于当时并不觉得有必要这样照顾大鼠。不管是就哪种医学标准而言，他的手术技巧都不成熟，而且十分粗糙，他对伤口只简单缝合一下——这对人型哺乳动物而言绝对会造成脑部感染，不过，这和当年研究脑部的人士相比，却也不见得更为简陋。毕竟，伊万·巴甫洛夫的狗动了脑部手术之后，也没有一只存活下来，全都死于脑部脓肿或癫痫。拉什利设法移除大鼠若干脑区的活性，想找出哪个部位握有特定记忆的贵重锁钥。他为这项精密手术选择工具，挑中他太太的卷发烙铁——卷发烙铁！然后就直接把他想移除的部位烧掉。

刚开始几次，他试图找出特定记忆的位置，但都失败了。尽管肉体受损，大鼠依旧明确记得受教所学。拉什利烧掉的脑区愈来愈大，大鼠似乎还是能够跃过跳台。拉什利愈加肆意使用卷发烙铁，逐一处理各个脑区，但是大鼠的记忆能力似乎不受丝毫影响。后来他还把大鼠的绝大部分脑区全都破坏——而且卷发烙铁对脑部所造成的损伤，远比利落的外科刀伤更为严重，因此会伤及运动技能，虽然它们只能蹒跚移动，但大鼠始终都记得例行程序。

尽管研究看来是失败了，结果却能迎合拉什利破坏偶像的心性。这群大鼠证实了他长久以来的想法。他在1929年写了一篇名为《脑部机制和智慧》的专题论文，借由这项小型研究来传达他的基本理念，结果让他获得了不好的名声。拉什利在文中阐明他的观点，认为脑皮质的所有部位显然都具有同等效能。后来他还指出，根据他的整套实验成果，必然要归结出一项结论："通过学习，这根本是办不到的。"谈到认知方面，就实际而言，脑部完全就是团糨糊。

卡尔·普里布拉姆是名年轻的神经外科医师，当初转到佛罗里达只是想和伟大的拉什利一起做研究。在他看来，拉什利这次失败算得上是种启示。当初普里布拉姆花了 10 分钱，买下了拉什利那篇专文，而且当他来到佛罗里达时，也从不畏怯提出质疑，勇猛一如拉什利专门对付他许多同侪的手法。拉什利经常受到他这名傲慢高徒的刺激，后来几乎就要把他当成儿子看待，亲密程度无以复加。

普里布拉姆本人就记忆以及脑部高等认知历程方面的见解，全都彻底改头换面。若脑中并无定点分别储存特定记忆——况且拉什利还把大鼠脑部的所有部位逐一烧个精光，那么我们的记忆，或许还包括其他各种高等认知历程（当然也全盘囊括我们所称的"知觉"），肯定是以不明的方式遍布整个脑部。

1948 年，普里布拉姆 29 岁，他在耶鲁大学谋得一职，那里拥有全世界首屈一指的神经科学实验室。他想要去研究猴类额叶皮质区的功能，目的是要了解脑额叶切断术的影响，当年已经有几千名患者接受了这种手术。他喜欢教学兼从事研究，远胜过收入优厚的神经外科医师职位。有一次他还婉拒了纽约州西奈山医学中心提供的 10 万美元年薪职位，宁愿赚取较微薄的薪水来担任教授。普里布拉姆就像米切尔，也总是自诩为探索者，而非医师或治疗师。他 8 岁时，便一再研读伯德少将飞越北极的冒险事迹，至少读了 12 遍。他在那个年纪就从维也纳来到美国，而对当年那名男孩来讲，这个国家就是等待征服的新疆域。普里布拉姆的父亲是位著名的生物学家，当时欧洲经过第一次世界大战的荼毒，民不聊生，他觉得那里并不适于抚养孩子，于是在1927年举家移民到了美国。普里布拉姆成年之后，或许是由于身材矮小，恐怕不是豪放探险家的料（到了老年，他就像是小一号的爱因斯坦，留着披肩华发，一副威严的模样），于是普里布拉姆选定人脑作为他的探索领域。

离开拉什利和佛罗里达之后，普里布拉姆便投入20年的时间，钻研有关脑部组织、知觉和意识方面的谜团。后来他还自行设计出猴、猫实验，刻苦投入系统研究，找出脑部的哪个部位负责哪项功能。他的实验室成果斐然，率先辨识出负责认知历程、情绪和动机的部位。他的实验明确显示，这些功能全部是由特定脑部地址负责——这正是当初拉什利迫切想要确立的观念。

这里有个让他感到最不解的关键矛盾：认知历程是由脑中明确定点分别处理，然而在这些部位的处理操作，本身却似乎都要受到拉什利所称的"刺激团块"的影响而定，而且"……与特定神经细胞无关"。没错，脑部各区分别负责特定功能，然而，信息的实际处理操作却似乎是由比特定神经元更基本的其他机能来负责执行——当然，这也不是专属于某群细胞的技能。举例来说，储存功能显然是分布于特定部位，偶尔还超出这个范围。不过，这是借由哪种机制才得以实现？

普里布拉姆和拉什利的处境相仿，他早期从事高等知觉研究所得的成果，显然也和当时广受采信的知识相左。就视觉方面的公认知识（至今依旧大半为人采信）来说，眼睛是以复制照片影像来"视物"，复制景观或物体的影像呈现在脑皮质表层，这个脑皮质区就是接收、诠释视觉的部位，就像装在内部的电影放映机。倘若这种见解为真，那么视觉皮质区的电性活动，就应该能够精确映现出其所见——同时这在非常粗浅的层次，也有一定的真实性。然而，在几次实验当中，拉什利还发现，即使把猫的视觉神经完全切断，也不会造成明显的妨碍，它依旧看得到自己的举止，丝毫不受影响。这个结果令他大感震惊，那只猫显然还是看得到所有细节，依旧有能力执行复杂的视觉动作。倘若脑内有类似电影银幕的东西，那么尽管实验者把放映机大半摧毁，只残存寸许，整部电影却依旧清晰可见，和之前并没有两样。

普里布拉姆和同事还做了其他几项实验，他们训练一只猴子辨识卡片，让猴子一见印有圆圈的卡片显现便压下一根横杆，若是呈现印了条纹的卡片就压另一根横杆。他们在那只猴子的视觉皮质区植入几根电极，就可以记录脑波，显示猴子是看到圆圈还是条纹。普里布拉姆做这项测试，想要检视脑波是否受到卡片所印形状影响而有所不同。结果他发现，猴子脑部所记录的不同读数，不只与卡片图案设计有关，而且和它是否按压正确横杆，甚至和它实际动手之前是否想要按压横杆的意向也都有关。根据这个结果，普里布拉姆深信，控制功能是在脑区的高等区域形成的，接着才向比较基层的接收站传送。这肯定表示其中有某种现象远比当年广受接纳的信念更为复杂。我们眼中所见，还有对外界刺激所做的反应，都要通过一种简单的信息流通渠道。这些信息从我们的感官流入脑中，并由脑部流向我们的肌肉和腺体。

普里布拉姆花了几年时间进行研究，要猴子执行某些动作，同时测量其脑部的活动，尝试进一步精确辨明位置，确定负责接收图案和色彩的部位。他的研究不断产生更多证据，显示脑部反应零星遍布于脑皮质的小块范围。另有一项研究以初生小猫为对象，它们事先都被戴上隐形眼镜，有的带有直纹，另有些则带有横纹。普里布拉姆的同事发现，戴了横纹镜片的和戴了直纹镜片的初生小猫并没有明显不同，而事实上，这时它们的脑细胞，已经是水平的或垂直的。这就表示，知觉不可能具有线条感测作用。他和拉什利等人所做的实验，和多项主流知觉神经理论都不相符。普里布拉姆深信，脑内并不投射影像，肯定另有其他机制，我们才得以按照现有做法来感知世界。

### 破解谜团的开端

1958年，普里布拉姆已经离开耶鲁，转到斯坦福大学行为科学高等研究中心任职。他就是在那里构思出了一种另类观点，这要归功于他的朋友杰克·希尔加德，要不是这位斯坦福的著名心理学家在 1964 年着手更新他的一本教科书时，需要最新的知觉观点，那项创见恐怕永远不会出现。问题是出在脑中电性"影像"形成方面的旧有理念——假设世界影像和脑中的放电作用彼此相符。普里布拉姆已经推翻了旧理念，而且他所做的猴子实验，也让他深切质疑最新的知觉理论，根据这项最流行的理论，我们是借由线条感测体来认识这个世界的。光是专注一张脸孔，每当你移动寸许距离，脑部就必须重作庞大的运算。希尔加德不断催促普里布拉姆，而他则是毫无头绪，想不出该拿哪种理论给他的朋友。于是普里布拉姆绞尽脑汁，设法想出若干正向观点。后来，他的一位同事凑巧在《科学美国人》杂志上读到澳大利亚著名生理学家约翰·埃克尔斯爵士的一篇文章。约翰爵士提出假设，认为想象力和脑中微波或许有些关联。只一周之后，另一篇文章也刊出了，作者是密歇根大学的工程师埃米特·利思，内容讨论分离激光束和光学全息摄影新技术。

原来答案始终都在那里，就摆在他眼前。这正是他苦苦寻觅的隐喻。波前和全息性概念，似乎就能够解答他苦思 20 年始终不得其解的问题。拉什利自己也曾经构思出一项理论，主张脑内会生成波干涉图样，后来却弃置不用，因为他看不出怎样在脑皮质中产生干涉。埃克尔斯的观念显然能够解决这个难题。这时普里布拉姆便想到，脑部肯定能够以某种方式来"阅读"信息，把寻常影像变换为波干涉图样，接着再将图样变换为虚拟影像，而这就是激光全息图所具备的功能。全息性比喻还能破解另一个谜团，那就是记忆。记忆并不是精确位于某个定点，它实际上是遍布于所有的位置，于是所有部分全都包含完整的记忆。

## 傅立叶变换

普里布拉姆在巴黎一次联合国教科文组织会议上遇见丹尼斯·伽柏（1900~1979）。伽柏在20世纪40年代获得诺贝尔奖，以表彰他发现全息影像的贡献。他的探索初衷，原先是希望制成威力强大、能够见到个别原子的显微镜，结果却产生出这项成就。伽柏是第一位荣获诺贝尔物理学奖的工程师，他一直都在从事光线和波长方面的数理研究。研究期间他发现，如果分离光束并以此来拍摄物体的照片，然后再把这些信息以波干涉图样储存起来，那么就能够拍下完整的物体，产生更好的影像，这胜过传统摄影技术逐一记录光点强度所得的二维平面照片。伽柏采用一组被称为傅立叶变换为纪念法国数学家让·傅立叶而命名，他在19世纪初期发展出这组微积分方程式来进行数学运算。傅立叶最初是奉拿破仑的指示，研究火炮射击的最佳间隔时段，好让炮管不至于过热，同时他也展开他的分析体系研究，后来这还演变成现代数学和计算机运算的一项基本工具。后人还发现，任何图样，无论繁简，全都可以用傅立叶法来分解，构成一种描述量子波相互关系的数学语言，并据此进行精确描述。一切光学影像，都可以转换为干涉图样的等价数学形式，也就是波动彼此叠加所产生的信息。采用这项技术时，同时也将存在于时空中的东西转移到"频谱域"中——也就是种不受时空影响的简略表达法，用来描述波之间的关系，并以能量为测定单位。这套方程式还有一个巧妙之处，它可以做反向运用，以所含组件来代表波的相互作用——它们的频率、振幅和相位，还能据此重建一切影像。

就在他们聚首当晚，普里布拉姆和伽柏喝了一瓶博若莱红葡萄酒，并因此而迷醉不已，他们还在三张餐巾纸上，满满地写上了复杂的傅立叶方程式，构思脑部如何处理繁复工作，如何对特定波干涉图样做出反应，然后还得以把这项信息转换成为影像。许多细节还要在实验室中落实，理论尚未完备。不过，他们深信一点：知觉是肇始于复杂的信息读取和变换过程，而这种过程则发生于另一个现实层级。

若想了解该过程究竟是如何实现的，我们有必要先认识波的若干特殊性质，而要展现这类特性，最好就是采用激光光学全息图像，也就是深深抓住普里布拉姆想象力的隐喻。制作激光全息图像将激光光束分离。一部分由物体（比如瓷器茶杯）反射，另一部分则是从几面镜子反射。接着，两道光束重聚，由一张摄影感光底片捕捉。结果便在感光底片上展现这些波的干涉图样，这些看来完全就像是信笔涂鸦或画一组同心圆。

然而，如果用同类激光束照透感光底片，就可以看到细腻非凡的立体虚拟实像，完全像是实物的瓷器茶杯在空中浮现（《星球大战》系列的第一部电影就演出一个实例，那是由R2D2投射的莉亚公主影像）。促成这种效果的机制和波的性质有关，具有这类性质，波才能够将信息编码，同时激光束也才得以发出单一波长的纯光，成为产生干涉图样的理想光源。当分离光束都射到摄影感光底片时，其中一半便提供光源模式，另一半则取得茶杯构型，接着这两半就互相产生干涉。若是采用同类光源照射感光底片，就可以取得先前铭印的影像。全息图像还有一个古怪的性质，那就是每个细小部分全都拥有编码信息，包括整幅影像，于是当我们把全息感光底片切割成细小碎片，然后以激光束任意照射其中一个碎片时，就可以得到茶杯的完整影像。

**频率语言**

尽管全息图像隐喻对普里布拉姆相当重要，但他研究发现的真正价值，却不在于全息成像技术本身。全息成像技术可以在脑中呈现出一种三维心理影像，一种鬼魅般的投影，或者只是我们就此所投射的一种宇宙。他的创见是量子波具有独特能力，有办法储存庞大的信息，而且是采取三维的形式完整保存，同时我们的大脑还能够读取这些信息，并据此创造出这个世界。这下总算是找到了一种可行的机械装置，似乎能够重现脑部的实际运作方式：影像如何构成，还有如何储存、忆起所存影像，以及如何与其他事物彼此结合。最重要的是，这让普里布拉姆有迹可循，循线解答最奥妙的谜团：为什么脑中的局部操作，竟然是在遍及整体的大片范围中进行处理或储存？就某种意义而言，全息成像技术只是种权宜的速记做法，其目的是要描述波干涉——"宇宙能量场"所用的语言。

普里布拉姆的脑部理论还有最后一个重要的方面，这要稍后才会出现，和伽柏的另一项发现也有关联。他沿用海森堡从事沟通量子物理学研究所采用的数学运算法，求出大西洋海底电缆所能容纳的最高电话信息量。普里布拉姆和部分同事采用一套数学模型，继续发展他的假设，结果证明这套数学运算法也能描述人类大脑的处理过程。他想出一种相当激进，几乎是不可思议的观点——大脑这种有生命的温热事物，竟然是依据量子论所述的世界来运作的。

按照普里布拉姆的构想，我们并不是在棍子石块的"外界"层次来观察世界，而是在更深的层级为之。我们的脑部，主要是在对自己讲话，同时也和身体的其他部位交谈，不过并不是以文字或影像，甚至也不以琐碎化学脉冲为之，而是采用波干涉语言：相位、振幅和频率语言——这就是"频谱域"。我们是与物体"共振"，并与之"同步"来感知物体。要想认识世界，实际上就要调节到相等波长。

将大脑想象成一架钢琴。当我们观察这个世界的某样东西时，大脑便有若干部位以特定的频率与之共振。每次凝神专注，我们的大脑就只弹出若干音符，促使特定长度的琴弦以特定频率振动。接着脑中的普通电化电路便取得这些信息，这就仿佛琴弦振动，到头来还是要与整架钢琴产生共鸣。

普里布拉姆想到的观点是，当我们看到某种东西，我们并不是在后脑勺或视网膜背侧"看见"那件事物，而是在外界看到三维物品。想必是创造出那件物品的虚拟影像投射到外部空间，也就是实物所在的位置，于是物体和我们对该物体的知觉便互相重叠。这就表示，视物技巧是一种变换的技术。就某种意义而言，我们做观察，也就是把不受时空影响的干涉图样世界，变换成清楚分明的具体时空世界——也就是你眼前那个苹果所处的世界。我们在视网膜表面创造出时空，就像全息影像，眼睛晶体也取得某些干涉图样，接着再把它们转换为三维影像。必须有这类虚拟知觉，你才能伸手去碰触苹果，而且是在苹果的实际位置，而非在脑中的某个区域。如果我们随时都把影像投射到空中，那么我们的世界影像，实际上正是种虚拟创造物。

根据普里布拉姆的理论，当人注意到某种东西，脑中的神经元便开始以特定的频率共振。这些神经元将这类频率的信息传送给另一组神经元，第二组神经元根据这种共振做傅立叶转译，并将所得信息传送给第三组神经元，接着它们便开始建构图样，最后这就会组成虚拟影像，也就是你在外界空间创出的那个苹果。有了这种三重程序，大脑串联分离影像的能力就可以大幅提升——这能够以波干涉的简略表达法轻易实现，若是采用实际的真实影像，就变得极不灵便。

普里布拉姆推断，看见东西之后，大脑肯定就会以波——频率图样的简略表达法——来处理这些信息，然后借由一套分布式网络将信息传遍大脑，这就很像办公室局域网络，能够复制全套重要指令并传送给许多员工。采取波干涉图样来储存记忆效率高得惊人，这也许能够帮助解释人类记忆的浩瀚容量。以波来储存数据，容量大得不可思议，所藏信息远超过280万兆位，而根据估算，这就相当于一般人在平均寿命期间所累积的记忆量。据说，如果采用全息的波干涉图样来储存信息，那么只要一块方糖的空间，就可以储存美国国会图书馆的所有馆藏资料（其实，这就包括以英文撰写的所有书籍和出版品）。全息性模型应该还能够说明为什么记忆可以在瞬间被唤起，而且通常还是种三维影像。

## 脑中的频率分析器

普里布拉姆关于记忆在传播分布中扮演的角色，以及大脑波前语言方面的理论都广受各方质疑，特别是在20世纪60年代他的理论初步发表之际。就拿分布式记忆观点来说，嘲笑这项学说的人物以印第安纳大学的生物学家保罗·皮奇为首。在早期的几项实验当中，皮奇移除蝾螈的大脑，他发现尽管这只动物陷入昏睡，但接着当他把大脑装回去，蝾螈又可以立刻恢复机能。倘若普里布拉姆的见解正确，那么蝾螈的脑部便有若干部分可以移除或重新排列，而不至于影响到它的正常机能。不过，皮奇认定普里布拉姆是错的，而且他下定决心，非得证明这点不可。皮奇做了700多次实验，把大批蝾螈的大脑切断。他先摆弄一番，之后再把大脑放回去。他连续做了多次实验，把测试对象的脑部倒着放、割除、切成薄片、重新排列，甚至还绞成碎肉。然而，不论是多么残忍的毁损，或缩减到什么程度，一旦把残存仅剩的脑部摆回受试对象体内，蝾螈就恢复原状，重新表现正常行为。皮奇从十足怀疑派，转而信奉普里布拉姆的观点，认为记忆确实是分散遍布大脑的。

1979年，普里布拉姆的理论再次获得平反，加州大学伯克利分校一对神经生理学家夫妻也证明他对了。德瓦卢瓦夫妇（拉塞尔和凯伦）将棋盘格纹简单图样转换为傅立叶波，结果发现图样本身并不会促使猫和猴的脑细胞产生反应，而是肇因于图样的波组件所构成的干涉图样。德瓦卢瓦夫妇在《空间视觉》一书中针对无数研究进行过详细阐述，结果证明视觉系统中的众多细胞，全都调节到了特定的频率。此外，英国剑桥大学的弗格斯·坎贝尔，以及其他几家实验室所做的若干研究也都证实，人类大脑皮质区或许有可能调节到特定的频率。这便可以解释，为什么偶尔有些对象的大小迥异，我们却认为它们一模一样。

普里布拉姆还证明，脑是具有高强鉴别性能的频率分析装置。他举证说明，脑包含某种"包络面"，也就是某种机制，可以局限大脑所能取用的（原本是无穷尽的）波信息数量，于是我们才不会受到零点能量场所含无尽波信息的轰击。

普里布拉姆本人还在几项实验室研究中，确认猫和猴子的视觉皮质区只对有限区间内的频率做出反应。拉塞尔·德瓦卢瓦和他的同事也证实，脑皮质神经元的接收场所对准的频率范围全都非常有限。坎贝尔在剑桥所做的研究（包括以猫和人类为对象）也都证实，脑部神经元只对有限频率范围做出反应。有一次，普里布拉姆偶然读到俄国人尼古拉·伯恩斯坦的作品。伯恩斯坦拍摄了一部影片，里面有群人身着全黑装束，衣服上贴了白点来标示出四肢的位置——和万圣节传统骷髅服装很相似。参与人员都接受指示，要求他们在黑色背景前跳舞，而且告诉他们要拍成影片。影片制作完成，只见连串白点以波的形式舞动，画出连续图样。伯恩斯坦分析这些动作波，得到的结果令他诧异，所有节奏运动全都能够以傅立叶三角函数的总和来表示，更有甚者，他还发现自己可以预测这群舞者的下一个动作，"误差不超过几毫米"。

既然基于某种原因，我们能够以傅立叶方程式有序地呈现运动，于是普里布拉姆便了解到，脑部与身体或许是采用波和图样的形式来彼此交谈，而并非以影像为之。看来脑部似乎有办法分析运动，解析波频率，并将这种波图样的简略表达形式传达到身体其余部位。这种信息是采用非定域方式同时传抵许多部位。这就能够解释，为什么我们轻轻松松就能处理复杂的整体动作，况且这还要牵涉到身体多个部位，比如，骑脚踏车或溜冰。这也可以说明，为什么我们能够轻松模仿某些动作。普里布拉姆在偶然之间还发现了其他证据，显示我们的其他感官——嗅觉、味觉和听觉——都是靠分析频率来运作的。

普里布拉姆本人还以猫为对象做了几项研究，他让猫的右前爪上下移动，同时记录运动皮质区所发出的频率。他的发现和视觉皮质研究结果相仿，猫的运动皮质区所含细胞，也分别只对有限种类的运动频率做出反应，这就像是钢琴的个别琴弦，只对有限区间的频率做出反应。

普里布拉姆苦心探究这种繁复的波前译码和变换作业，想知道这种过程有可能在哪个部位生成。然后他想到，脑中可能生成这种波干涉图样的区域或许并不是位于特定细胞，而是介于细胞之间。大脑的所有神经元（脑细胞的基本单元）末端都有突触，这个位置会累积化学电荷，最后便引发放电，跨越间隙传抵其他神经元。这种间隙里面有细小的神经纤维末梢，称为树突——它会前后摆荡，就像麦穗杆在微风中缓慢拂动，负责与其他神经元沟通，收发本身的电波脉冲。这种所谓的"慢波电位"流经神经元周围的神经胶质（一种黏胶），和另一群波轻柔相触，甚至发生碰撞。在这种繁忙的交接点——突触和树突彼此借电磁进行错综复杂沟通的地方，由于波图样交错不止，不断产生成千上万的波干涉图样，因此波频率便最有可能在这里被接收、分析并构成全息影像。

　　普里布拉姆揣测，这类波碰撞现象肯定会在我们的脑中生成图画影像。当我们察觉到某种物品，这并不是肇因于神经元本身的活动，而是出自散布于脑中的几团树突。这就像是一个无线电台，只能对几个特定的频率产生共振。这就像在人脑中有数量庞大的钢琴琴弦，当你弹出某个音符时，其中只有某些琴弦会开始振动。

　　普里布拉姆的这些观点，大体上他都留给别人来做测试，他本人则投入自己的革新理念的相关研究，这样也不至于连累他比较传统的实验室工作。他的理论在几年期间一直毫无进展，初步计划提出之后，他还要等上好几十年，学界的其他先驱人物才能迎头赶上。

## 捕捉编码波

　　沃尔特·申普是德国锡根大学的数学教授，他认为自己只是跟着开普勒的脚步，延续这位德国天文学先驱在16、17世纪进行的研究。开普勒在《宇宙的和谐》一书中提出主张，认为地球上的人能够听到星辰发出的乐音。与开普勒同时代的人都认为他疯了，过了400年后才有两位美国科学家证实天籁确实存在。1993年，哈尔斯和泰勒同获诺贝尔奖，因为他们发现了脉冲双星——发出脉冲电磁波的星体。他们把最灵敏的设备安置在世界最高的地方之一——波多黎各的阿雷西沃山巅，以无线电波证明这类星体确实存在。

作为对前辈的响应，申普专门从事谐波数学分析，研究声波的频率和相位。有一天，他3岁的儿子生病在家，申普坐在自家庭院里想到，或许可以从声波中获得三维影像。他没有读过伽柏的作品，只重新构思数学理论，最后就独立发展出全息理论。他参考自己写的几本数学书籍，却毫无收获，不过他还查阅光学理论方面的成果，偶然读到伽柏的研究成果。

到了1986年，申普已经出版了一本书，他在书中以数学证明从雷达接收的无线电反射波可以生成一幅全息图像，后来这被视为最先进的雷达研究的经典著作。申普开始构思，或许全息成像技术原理也同样适用于磁共振成像（用来检视身体柔软组织的医疗工具，这当年还处在萌芽阶段）。然而，当他就此请教相关人员时，却很快发现，开发、操作这种机器的人，对磁共振成像的运作原理几乎是一无所知。这项技术还相当原始，纯粹凭直觉来运用。病人要静坐不动至少4个小时，等照片慢慢拍成，至于其运作原理，没有人真正了解。申普对当时磁共振成像的处境极为不满，他看出能够拍出更鲜明影像的更简易方法。

然而，这必须竭尽全力才有办法成功，当年申普已经50岁，尽管孩子尚幼，却由于生性抑郁，头发又逐渐泛白，他看气来比实际年龄更显苍老。他必须研读医学、生物学和辐射学才能完成医师资格培训，也才得以使用那种设备。他在马里兰州巴尔的摩的约翰·霍普金斯医学院谋得一职，那里拥有美国首屈一指的门诊放射科，随后还在麻省理工学院的相关机构马萨诸塞州总医院接受训练。他获得资助前往苏黎世从事辐射学研究，完成后终于可以回到德国，这时他已经取得资格，可以正式动手操作机器。

一般而言，使用磁共振成像技术来拍摄脑部和身体柔软组织的照片，都必须深入隐蔽角落和各种缝隙，找出藏在里面的水分。这样一来，就必须先找出散布脑中的水分子核。由于质子会自旋，就像细小的磁体，因此要确定它们的位置，最简单的做法就是运用磁场。磁场可以加速质子自旋，最后，核心的行为就好像微型陀螺仪，加速回转到终于失控。这种分子层面的操作措施，最后会让水分子彻底败露行踪，于是磁共振成像机便能够确定位置，并能最后摄得大脑柔软组织的影像。

当分子转速减缓，同时也会发送辐射。申普发现这种辐射带有身体的编码波信息，而那种机器可以捕捉信息，最后并以此来重建身体的三维影像。这个过程所取得的信息是一种编码信息，针对希望检视的脑区或身体部位，以切片全息图的形式方便查看。接着运用傅立叶变换，结合许多身体切片，最后这个信息就可以转变为一幅光学图像。

申普继续帮忙改良磁共振成像机的构造，还就此写了一本教科书，说明成像术的运作方式和全息成像技术没有两样。不久之后，他成为这种机器和功能性磁共振成像（用来实际观察感官刺激所诱发的脑部活动）的世界权威。他的改良成果让病人必须静坐不动的时间大幅缩短，从 4 小时减到 20 分钟。他接着开始构思，不知道这种机器的数学计算和运作理论是否能够在生物系统上运用。他称自己这项理论为"量子全息成像技术"，原因是他的这个发现就是在说明关于物体的一切信息，包括三维造型，全都是寄身于零点能量场的量子起伏，而且这个信息也可以回复、重组，并构成三维影像。申普的发现不出普索夫所料，零点能量场是个庞大的记忆仓库。磁共振成像机通过傅立叶变换，得以将零点能量场中的编码信息转变为影像。其实他所提出的问题，还不只是能不能运用磁共振成像来生成更鲜明的影像，他的着眼点还要深得多。他真正想解答的问题是，他的数学方程式能不能解开人脑的奥秘。

申普投入钻研理论应用，看能不能产生更宏观的用途，这时他偶然读到彼得·马瑟的著作。马瑟是英国的物理学家，在伽柏门下受教时便与老师合作，接着成为伽柏的同事，后来还前往瑞士，进入欧洲核研究中心。马瑟本人做过声波理论方面的运算，也取得过若干成果。因此他手中便掌握了一个理论，还凭直觉认为那可以应用于人类脑部。问题在于，那个理论很抽象、笼统，有必要进一步扎稳数学根基，这样才有实际价值。20 世纪 90 年代初期，他接到申普来电。申普的成就为他那个理论带来了生机，也为他本人的研究建立了条理井然的数学根基。

马瑟认为，申普所用机器的操作原理和普里布拉姆钻研人类脑部所发现的作用方式是相同的：都是借读取零点能量场的天然辐射和发射作用来运作。申普不只是掌握了一幅数学地图，描绘出脑中信息的可能处理程序，最后还能够以数学的方式来证明普里布拉姆的各个理论。此外在马瑟眼中，申普还拥有一种以这种处理程序为运作基础的机器。如普里布拉姆的脑部模型，申普的磁共振成像机也要遵循既定处理程序，从不同角度取得身体的波干涉信息并予以结合，最后再把信息变换为一幅虚拟影像。磁共振成像是一个实验明证，显示马瑟的量子力学理论确实有用。

尽管申普也写过几篇论文，粗浅论述他的成果或许能够应用于生物体系，不过他是在与马瑟合伙共事之后，才开始应用他的理论来阐释自然与个别细胞学说的。他们合写了几篇论文，逐步修正他们的理论。两年之后，马瑟参加一次研讨会，听到米切尔谈到他本人的自然学说和人类知觉理论，觉得米切尔的观点和他本人的理论不谋而合。他们好几次共进午餐，热烈交换意见，还决定三人一定要协力研究。后来申普还与普里布拉姆通信，彼此交换信息。他们所发现的现象，一向都藏身在普里布拉姆的研究之中并呼之欲出：知觉是产生自远比物质更根本的层级——量子粒子的最底层。我们看不到物体本身，只能看到它们的量子信息，并由此建构出我们的世界影像。要感知世界，就必须先对准零点能量场。

## 体内的互联网

斯图尔特·汉默夫是亚利桑那大学的麻醉学家，他经常思索麻醉气如何令意识失去作用。他觉得很奇妙，为什么含有一氧化二氮（$N_2O$，又称笑气）、乙醚（$CH_3CH_2OCH_2CH_3$）、卤乙烷（$CF_3CHClBr$）、氯仿（$CHCl_3$）和异氟烷（$CHF_2OCHClCF_3$）等不同化学物质的气体，全都会令人丧失意识。这想必是与无关乎化学的某种性质有关。汉默夫揣测，全身麻醉肯定是干扰了微管内部的电活性，而这种作用便会令意识失去作用。倘若真的如此，那么反过来讲也应该成立：既然微管的电活性构成脑中树突和神经元的基础机能，那么基于若干因素，这肯定也是意识作用的核心。

微管是细胞的支撑材料，负责维系其构造和外形。这类六角形微细网格的成分被称为微管蛋白，也就是种纤细蛋白丝，可以构成长度不定的细小中空圆管。13束微管螺旋包缠一根中空心管，同时细胞中的所有细管，也全都由中央向外放射，伸向细胞膜，构成轮辐模样。我们知道，这些细小的蜂巢构造，作用就像一组路径，可以在细胞之间传输多种产物（特别常见于神经细胞群），在细胞分裂过程中不可或缺，负责将染色体拉开。我们还知道，多数微管都不断自我复制，分解重组，就像是一套多不胜数的乐高积木。

汉默夫亲自用小型哺乳动物来做实验，结果和波普的发现相同。实验显示，有生命的组织会透射光子，而且从脑部若干区域，还有大量的"光"透射而出。

微管传导脉冲的功能显然极其优异。由一端送出的脉冲，穿越团团蛋白质，原样传抵另一端。汉默夫还发现相邻的细管也都具有高度相干性，所以一束微管的振动，便往往会与相邻的微管同步共振。

汉默夫想到，细胞所含树突和神经元的微管或许就是种"光管"，可以发挥光子的"波导"功能，能够在细胞间传送这类波动，而且沿途不会丧失任何能量。微管还有可能担任这类光波的微小路径，借此将光传遍全身。

等到汉默夫开始构思他的理论时，已经有许多文献引用了普里布拉姆的多项观念，而这些观念在构思之初，还都被视为无稽之谈。全球各研究中心的科学家，都开始相信脑部运作是采用了量子过程。日本京都的量子物理学家保江邦夫发展出一套数学公式，来帮助了解神经微处理过程，结果和普里布拉姆所见略同，他的方程式也显示，大脑作用过程发生于量子能级，而且脑中的树突网络是借由量子相干性来协调运作。量子物理领域所发展出的这组方程式，可以精确阐述这种协力交互作用。保江邦夫和他的同事——日本冈山大学麻醉学系的治部真里——都没有受到汉默夫影响，两人都是独立研究，并构思出相同的理论，认为脑部肯定是借由振动场，沿着细胞的微管发送量子信息。有些人也推断，脑部所有机能的运作基础，肯定和脑部生理作用以及零点能量场的互动有关。生物电子研究协会的意大利物理学家埃齐奥·因辛纳针对微管进行实验，结果发现，这些构造具有一种发送信号的机制，而且据信还与电子转移有关。

这些科学家似乎各自掌握了零星解答，最后终于有许多人决定协力合作。普里布拉姆、保江邦夫、汉默夫和麦基尔大学物理系的斯科特·哈根（Scott Hagen），协力汇总出一套组合理论来诠释人类意识的本质。根据他们的理论，微管和树突薄膜就相当于身体中的互联网。

脑部的每个神经元都可以同时接入，并借由量子过程，同时与其他所有神经元谈话。微管帮助调度杂乱能量，并协助体内波动构成总体相干性，这就是俗称"超辐射"的处理过程，接着并促使这种同调信号与脉动传遍身体其余部位。一旦产生相干性，光子便能够沿着所有光管四处移动，就好像管道全都是透明的，这种现象也被称为"自诱透明"。光子可以穿透微管芯，并与遍布全身的其他光子沟通，这便促使脑部各处微管里面的亚原子粒子集结起来协力运作。倘若真相确实是这样，那么这就能解释思维和意识的一致性——没错，我们想事情时，并不会把不相干的项目摆在一起思索。

相干性便是借由这种机制向外蔓延，从一个细胞转移到一群细胞，然后从脑中的特定神经元细胞群组，蔓延到其他的群组。这就构成一种解释，能够阐述我们大脑的瞬时运作，这种机能的运作速率介于 1/10 000~1/1 000 秒之间，这时信息的传送速率，必须达到每秒100~1 000米——这个速率已经凌驾于神经元轴突或树突的能力之上，超出一切已知连结的传输能力。超辐射是沿着光管传输，采用这个概念还可以解释一种早就引人注意的现象——脑电图模式的同步化倾向。

汉默夫观察沿着这种光管运行的电子，发现它们都轻松滑行，并不与环境纠缠，也就是说，电子并不陷入任何单一定态。这就表示，电子能够维系一种量子态——所有可能态中的一种情况，于是最后大脑就可以从中选择。或许这就可以很好地诠释自由意志。任何时刻，我们脑中都是在进行量子选择，选定、实现各种潜在状态。

那还只是个理论——还没有接受波普和他那套生物光子发射的彻底检测，不过还是有若干合理的数学论据和间接佐证，因此这还是一个重要的理念。意大利物理学家德尔·朱迪切和普雷帕拉塔针对汉默夫的理论做了实验，也已经得到若干证据，显示光管内部具有同调能场。

微管中空且内含水分，此外便无他物。就一般而言，不管是水龙头的水还是河水，所含分子都是随机移动，并无秩序可言。然而，那个意大利团队却发现，脑细胞中的部分水分子是同调的（相干的），而且这种相干性还可以超出细胞骨架，向外延伸达3纳米或更远。既然有这种情况，那么微管中的水分极有可能也是有条不紊的。这便构成一种间接证据，显示这里面出现了某种量子过程，于是才产生量子相干性。后来他们还证明，这种波聚焦现象会生成直径 15 纳米的波束——这正是微管的内芯尺寸。

这一切便导出一种异端思维，正是波普当初所想到的理念。意识是种总体现象，发生于体内各处，不只是出现在我们的脑部。意识的最基础组成，就是相干的同调光。

## "意识"的另类观点

尽管这几位科学家——普索夫、波普、邦弗尼斯特和普里布拉姆——都曾分头独立研究，然而却只有米切尔等极少数人士领悟到，把他们的研究统一起来，整个便构成一套统一理论——可以佐证物理学家戴维·波姆的"不可分割的整体"世界观。在他眼中，宇宙是能量交换的庞大动态蛛网，其基础次结构则包含一切可能物质类型的所有潜在版本。大自然不是采取机械式的盲目运作，而是开放的、具有理性的，而且有其目的。大自然运用了凝聚式学习反馈过程来处理在生物与其环境之间往复传输的信息，大自然的一统机制并非阴差阳错地产生，而是经过编码并实时传到四面八方的信息。

生物学是种量子过程。体内的一切作用过程，包括细胞沟通，全都是由量子起伏所引发的，而且大脑的所有高等机能和意识，也显然都是在量子能级发挥作用。申普就量子记忆方面的爆炸性发现，引出历来最不合情理的观念：长期、短期记忆根本都不是栖身于我们的脑部，而是储存在零点能量场中。在普里布拉姆的发现之后，包括系统理论学家埃尔文·拉兹洛在内的几位科学家便提出论据，说明大脑只是种检索、读取机制，而记忆则是储存于最终的储存媒介——宇宙能量场。后来，普里布拉姆的日本同行还提出假设，认为我们心目中的记忆，根本就是零点能量场信号的同调发射，而较长期记忆则是这种波信息的结构化群组。倘若真相如此，那么这就可以解释，为什么零星联想往往要大幅触发视、听、嗅觉的纷杂感受。这还尤其能够解释，长期记忆为什么能够瞬间唤起，并不必依赖于任何扫描机制来筛选经年累月的长远记忆。

倘若他们的观点正确，那么我们的大脑就不是储存媒介，而完全是种接收机制，同时记忆也只不过是寻常知觉的远亲。脑部检索"旧"信息的方式和处理"新"信息的做法相同——借由波干涉图样的全息式变换来实现。拉什利那个大脑被烧烙的大鼠都能够完整跑完例行程序，这是由于大鼠的记忆从来都没有被烧毁。不管脑中是残留了哪种接收机制——而且就如普里布拉姆的演示结果，这是分散遍布全脑，都得以借由宇宙能量场，重新调校，对准记忆。

有些科学家甚至还提出主张，认为我们所有的高等认知过程，全都是与零点能量场互动的结果。这种持续交互作用，或许便能解释直觉、创造力，以及观念是如何浮现，在我们心中激发洞见，有时候只是零星思绪，却也经常神奇地涌现出完整理念。说不定"直觉跳跃"也只不过是宇宙能量场中的突发同调统合。

既然人体时时都与变幻无常的量子起伏场交换信息，这便暗示世界有某种深邃特性，也暗指人类的求知和沟通能力远比我们目前所了解的更深、更大。这也模糊了我们个体的界限——彼此区隔的感受。倘若萃取生命所得精髓，就是一群时时与场互动，并发送、接收量子信息的带电粒子，那么我们的边际在哪里，身外世界又是从哪里开始？意识寄身何处？是在我们的身体内部，还是在外界的宇宙能量场中？倘若我们和世界的其余部分，在本质上全都相互关联，那么确实就不再有"外界"可言。

这其中的含义太过恢宏，不容忽视。从这种交换式和模式化能量系统的观念，根据零点能量场中的记忆与回忆观点，便可以揣摩出人类的一切可能状况，推测出他们与所处世界的关系。现代物理学家让人类落后了好几十年。物理学家无视零点能量场的效应，排除互连现象的潜在用途，还混淆了多种科学解释。他们的举止，重整方程式的行为，就有点像是意图将上帝删除。

第二篇

01

浩瀚的心灵

# 第六章 察人之所未见

　　日常生活中总有奇特的琐事在心里牢记不忘。就赫尔穆特·施密特而言，一篇出自《读者文摘》的文章就在众多出版物当中令他难忘。那是在 1948 年，他 20 岁，就读于科隆大学期间读到的，当时德国才刚从第二次世界大战中浴火重生。文章内容铭记在他脑中将近 20 年，历经两次转移存续下来，一次是从德国移民到美国，还有一次是从学术界转入产业界——卸下科隆大学教授职务，迁往华盛顿州西雅图，进入波音科学研究实验室担任物理学家。

　　施密特在他移民和转换职业的整个过程中，都在推敲粒子的意义，就好像有某种东西知道那是他生命趋势的核心，甚至还在意识察觉之前便了然于心。偶尔他也会深思片刻，在脑海中把文章取出审视，从不同角度反复琢磨，接着再把它收存起来，有点像是未竟事业，他还不十分清楚该如何处理。

　　那只不过是某篇文章的删节版本，该文章的作者是生物学家及超心理学家约瑟夫·莱因（1895~1980）。文章内容和他的著名实验有关，讨论预知和超感官知觉课题，也包括后来米切尔在外层空间所用的卡片实验。莱因所做的实验全都是在严格控制的条件下完成的，而且还产生出很有意思的结果。这组研究显示，一个人有可能把卡片符号信息传送给另一个人，或者可以提高骰子掷出特定点数的概率。

施密特对莱因的研究深感兴趣，想了解其中的物理学意义。在上学期间，施密特就已经表现出乖戾的倾向，举止仿佛是在测试科学的极限。他私下认为，物理学和许多科学领域，尽管自称已经能够解释宇宙的许多谜团，其实都不过是夜郎自大。他对量子物理学最感兴趣，然而却又发现，就量子论各方面而言，自己总是朝着最有可能引发问题的观点去钻研。

其中最让施密特感到诧异的就是观察者所扮演的角色。量子物理学最神奇的观点之一，就是所谓的哥本哈根诠释（这个名称是出自玻尔所居城市，玻尔是量子物理学理论的创建者之一）。玻尔下苦功完成多项量子物理诠释，结果还是得不出统一的基本理论，只根据数学方程式，就电子的行为写出多句名言，而且世界各地的一般物理学家迄今依旧遵循。玻尔（和海森堡）根据实验结果指出，电子并非精确界定的实体，而是一切可能存在状态的一种潜能，是一种叠加，也就是总和，要等到我们观察或测量之后，电子才会凝固构成特定状态。一旦我们观察或测量完毕，电子便又会溶解，回归无限可能的万有以太。

这项诠释的部分内容是在讲述"互补性"理念——这是指永远无法同时认识量子实体（比如电子）的一切面貌。其经典实例为位置和速度，如果发现其中一个方面的信息——比如它在哪里，那么就不能同时确定它的行踪或者速率。

建构量子论的许多人士都曾经针对比较宏观的角度，来探究他们的计算、实验结果所包含的意义，并与形而上学和东方哲学著述相互参照。然而，这批物理学家却留下怨言，说是尽管就数学观点来看是绝对正确，量子世界的定律却让一般常识使不上力。法国物理学家、诺贝尔奖得主路易·德·布罗意（1892~1987）设计出一种耐人寻味的臆想实验，借此促使量子论推出合理结论。根据现有量子论，可以在巴黎将一个电子摆进容器，然后再把容器分为两半，一半运送到东京，另一半则送往纽约。接着根据他的理论，除非向容器内窥视，否则电子应该依旧占据两侧，在窥视的时刻，其最后位置才会确立，最终在这两半之一落实。

根据哥本哈根诠释推测，随机性是大自然的一个基本特征。物理学家认为，由另一项著名实验便可以确认这点，那是牵涉到光线照射半透明镜面的实验。当光照射这种镜面，一半光线反射，而另外一半则穿透镜面。不过，当单一光子射到镜面，它必然是依照其中一个去向，然而所依照的方向——反射或透射——却无法预知。这和所有二元过程相同，我们猜对光子最后路径的概率也是一半对一半。就次原子层级而言，宇宙间并没有因果机制。

倘若事实就是如此，施密特很不解，那么为什么莱因的受试者中，会有部分人士能够正确猜中卡片图案和骰子点数？这些都是经过随机处理的工具，作用和光子相同。倘若莱因的研究结论正确，那么量子物理的根本法则就有若干疏失。所谓的随机二元过程，是有可能预测，甚至是会受到影响的。

显然，是有生命的观察者让随机性顿然失效。量子物理学的一项根本定律说明，次原子世界的一切事件，是以一切可能状态存在，直到观察或测量行动让它"凝固"，或者让它确立并构成单态。用术语来讲，这种过程就是"波函数"的瓦解，其中"波函数"是指一切可能的状态。施密特和其他许多人都觉得，尽管量子论在数学方面是尽善尽美，这套学说却正是在这里崩塌的。尽管以单态存在的万物并没有一样是独立于观察者之外，但还是可以描述观察者之所见，却无法描述观察者本身。把观察时刻纳入数学，却不能把观察时的意识也纳入其中。没有方程式可以把观察者纳入。

还有，这一切都是瞬息即逝。物理学家完全提不出关于任何量子粒子的实际信息。若是要明确描述，他们充其量也只能说，当在某个定点进行某种测量时，就会产生这种发现，就像是捕捉半空中的蝴蝶。古典物理并不必陈述观察者，根据牛顿版的现实，不管我们有没有在看，椅子或行星都待在那里。世界是独立存在于外界，与我们无关。

然而在奇特的量子朦胧世界之中，却只能确定次原子真相的不完整方面，观察者也只能在观察瞬间，确立电子本质的单一方面，而非随时都能办到。根据数学论述，量子世界是个奥妙之至的纯粹潜在的理想世界，唯有遭受入侵者干扰的时候才会变得真实——就某种意义来讲，这就没有那么理想了。

## 超感知觉

思潮的重大变迁似乎都遵循老套的方式，大概与此同时，许多人开始提出相同的问题。20世纪60年代初期，也就是在施密特初读莱因的文章之后将近20年，投入测量人类意识的本质的科学家人数渐增，而他和米切尔、普里布拉姆与其他人士，同样也加入了这个阵营，设法解答由量子物理学和观察者效应所引发的这类问题。若是人类观察者能够让一个电子安定下来并构成定态，那么男女观察者对较大尺度的现实，会产生哪种程度的影响？观察者效应暗指，唯有当生存意识介入的时刻，现实才会从零点能量场一类的太初浑汤里面浮现。合理结论就是，只有当我们介入之时，物理世界才存有具体状态。施密特很不解，难道就真的没有东西完全独立于我们的知觉之外？

在施密特就这整套理念推敲数年之后，米切尔便动身前往美国西岸，到斯坦福筹集资金来投入他和几位天才合作进行的意识实验。米切尔和施密特见解相同，也觉得莱因的发现之所以重要，是在于这似乎能够彰显现实的本质。这两位科学家都想要探究宇宙和人类举止、意向之间的关系，究竟是深到哪个层级。

倘若意识本身便创造出秩序，或就某方面来讲是创造出世界，这便暗指人类的能力远超过当前知识所及。据此还可以推出若干关于演化的理念，来描述人类与所处世界的牵连，以及一切有生命事物的相互关系。此外，施密特还提出另一个问题——"我们的身体能延展到多远之外？"是不是与我们的古今观点相符，身体只延伸到我们这个孤立角色的边际为止，或者还要"向外延展"？于是我们和所处世界的划分就不是那么明确？生存意识是否具有某种类似量子场的性质？是否这就使意识自行向外延展，影响及于身外世界？倘若真的如此，那么有没有可能我们的影响力不光是进行观测？就逻辑推论来说，这只是一小步，结论是当我们在量子世界担任观察者，这种参与举动可能也会造成影响，发挥创造功能。是否我们捉住蝴蝶时，并不只是让它停顿，还影响到它的飞行路径——促使它选择特定去向？

根据莱因的研究，可以推出一种相关的量子效应，那就是非定域性（超距作用）的可能现象：按照这项理论，两个次原子粒子一旦紧邻共处，随后就算分离，依旧能够跨越任意距离彼此沟通。倘若莱因的超感知觉实验可信，那么说不定整个世界也都有超距作用。

1965年，施密特37岁，还在波音任职，终于找到机会来测试他的观念。他身材高大，非常消瘦，相貌出众，额头两侧发际线大幅后移，正中额尖非常显眼。施密特是鸿运高照，他受雇在波音实验室从事纯理论研究，而且研究课题是否与航天发展有关都无妨。当时波音公司的资金充裕。这家航天巨擘构思出超音速飞机却予以搁置，波音747也还没有发明，于是施密特才有充足的时间。

慢慢地，一个观念开始成形。要想测试这类观念，最简单的方法就是效仿莱因的做法来检视人类意识，看它会不会影响某概率系统。莱因曾经运用他的特制卡片来进行超感知觉"强迫选择"猜测（或"预知"）演练，还使用骰子来试验"意志力"——测试心灵是否能够影响物质。这两种媒介都有若干限制，永远无法确切证明，抛掷骰子原本是种随机过程，只是后来受到人类意识的影响，或者猜中卡片的图符并不是纯粹靠运气。卡片洗牌时或许并不彻底，骰子的外形或重量或许更利于掷出某个点数。还有一项问题，莱因是以人工来记录结果，这种程序很容易出现人为错误。最后，由于实验是以人力操作的，必须花很久的时间才能完成。

施密特想把测试步骤机械化，他认为这样就可以改良莱因的研究。由于他着眼于量子效应，所以所制造的机器也应该要由量子过程来决定其随机性。施密特读过两位法国人的作品，这两人分别是雷米·乔温和让—皮耶·甘顿。他们做了几项研究，想知道受试者能不能以若干方式来改变放射性物质的衰变率，这就可以用盖革计数器来记录。

很少有比放射性原子衰变更随机的现象。量子物理学有一个公理，说明没有人能够精确预测原子衰变会在何时出现，并因此释放出一个电子。若施密特使用放射性衰变来设计机器，那么他或许就能造出一种几乎是自相矛盾的制品：以量子力学测不准量为基础来打造的精准仪器。

采用这种借量子衰变过程来运作的机器，便是在处理概率和流动性范畴的课题——这台机器是由原子粒子支配，接着这就是由量子力学的概率性宇宙来支配。这台机器所输出的内容，便是由完美的随机活动所构成，而就物理学角度观之，这就是种"失序"状态。在莱因的若干研究中，参与者显然对掷骰子所得点数构成影响，据此推测其中有某种信息传输或有序化机制发挥功能——物理学家往往称之为"负熵"，从随机（或无序）化为有序。若是能够证明，参与研究的人变动了机器输出的若干元素，这就表示他们改变了事件的发生概率，或变动了某个系统表现特定行为的倾向。这就好像是说服某人往何方行进，当他在十字路口，一时无法决定该往哪里走，接受了建议才由两条道路择一而行。换句话说，就是他们创造出了秩序。

由于施密特的研究课题大半是属于理论物理学范畴，因此有必要进修电子学才能造出他的机器。他请一位技师帮忙，造出一个长方形的小盒子，比一本厚重的精装书略大，装了4个彩灯和几个按钮，还以一条粗电缆连接另一台打孔机，可以在长条纸带上打出编码孔。施密特称这台机器为"随机事件发生器"，后来他还用 RNG（随机事件发生器的缩写形式）来代表。随机事件发生器顶部有 4 个彩灯——红、黄、绿和蓝色，能够随机闪现灯光。

实验时，参与者摁下某灯号下方的一个按钮，便记录一次预测，这代表他认为上方的灯会点亮。倘若结果正确，就算"猜中"一次。随机事件发生器顶部有两个计数器，一个累计"猜中"次数（参与者猜对发光的灯的次数），另一个则累计尝试次数。实验进行期间，成功率都会显示在参与者眼前。

施密特还使用了少量同位素锶—90，就摆在一台电子计数器旁边，因此每有电子从不稳定的衰变原子中排出，都会在盖革—缪勒管中留下记录。当电子被甩入管中——平均每秒 10 次，便会在瞬息之间让一台高速计数器停止运作，这台计数器是以每秒百万轮的骇人速率从一到 4 周期运转，停止瞬间显示出哪个数字，该灯就会被点亮。倘若参与者猜对了，这就表示他们是借由某种做法，凭直觉知道下一个电子会在何时抵达，于是这就会点亮他们所指定的灯。

倘若某人只是猜测，那么他就有 25% 的机会可以猜出正确结果。施密特第一次试验的受试者，平均得分并不超过这个数字。后来他联络西雅图的一些专业受试者，延揽了一组受试对象，这时他们才表现出优异成绩。从此以后，施密特招募参与者都是精挑细选，只延揽拥有明显心灵天赋、能猜对结果的受试对象。他了解，这类效应很可能十分微弱，有必要尽量提高成功概率。施密特的第一批研究结果是27%——这个结果显得微不足道，不过就统计而言，这种偏差就够了。他得出结论，认为这其中发生了某种有趣现象。

施密特所用受试者的心灵与他的机器之间，显然是出现了某种连带关系。不过那是什么？他的参与者是能预见哪盏灯就要被点亮吗？或者他们是选定一个彩灯，也不知道为什么，就从心理上"迫使"那盏灯发光？那是预知或意志力效应吗？

## 意志力

施密特决定测试意志力，进一步区分这两种效应。当时他是想要进行电子版的莱因骰子研究。他动手制造了另一种机器——20世纪版本的抛硬币机。这台机器以二元系统为基础（这是有两个选项的系统：是非、开关，还有一或零）。这种机器能够以电子原理，产生正反随机序列，然后用九盏灯排成圆形灯号，采取动态运作来显示结果。其中一盏灯始终亮着，最上方的灯则是在启动时点亮，每次产生正反面，灯光便逐步朝顺时针或逆时针方向移动。若抛出的是正面，依顺时针方向排序的下一盏灯就会点亮。若抛出的是反面，则是依逆时针方向排序的下一盏灯点亮。若是任其自行运作，这台机器就会随机使九盏灯绕圈运行，朝两方移动的次数约略对半。过了两分钟，做了128次移动便停止运作，并显示机器所产生的正反面次数。整套移动序列也自动记录在纸带上，而正反面次数则是由计数器显示。

施密特的构想是要让他的参与者，以意志力让灯光朝着顺时针方向多移动几步。追根究底，他就是要参与者影响机器，让正面出现次数超过反面。

有一次施密特和两位参与者合作进行研究，一位是来自北美洲的积极、外向的女士，还有一位男士则是来自南美洲的超心理学研究人员。在初步测试阶段，那位女士所取得的正面次数始终超过反面，而那位男士所得的结果则相反。尽管他也想得到更多正面的次数，结果反面的次数却始终超过正面。有一次他们进行大规模试验，每组进行一百多次，两人的得分倾向始终不变——那位女士得到较多正面，而男士则是较多反面。当那位女士进行试验，灯光往往要朝顺时针方向运动，比例达 52.5%。然而，当那位男士集中注意力，机器又一次违背他的意愿。到最后，灯光朝顺时针方向移动的次数，只占了47.75%。

施密特知道他发现了一个重要现象，尽管他还无法确切指出物理学有哪项已知定律能够就此给出解释。当他完成计算，结果显示这两组分数的大幅偏差现象极其罕见，侥幸发生的概率低于千万分之一。这就表示，若是单凭运气，他就必须进行1000 万次同类研究才能获得相同结果。

施密特召集了 18 个人，这是他手头人选当中最容易招募的一群。施密特在初步研究阶段发现，这群人就像那位南美同仁，似乎也让机器产生反面效应。当他们设法让机器朝顺时针方向移动时，灯光却往往是朝另一个方向运行。

施密特主要是想知道有没有效应，至于是朝哪个方向则没有关系。他决定设计一个实验，看能不能让他的受试者得到更多反面结果。若是这群参与者平常都得出反面效应，那么他们就要尽量设法扩大成果。他只选出对机器有反面影响的参与者，接着他酝酿出一种鼓励失败的实验气氛。他的参与者都接受指示，进入一间小型暗室和显示面板挤在一起进行实验。施密特刻意不给他们丝毫鼓舞，甚至还告诉受试者实验很有可能失败。

结果不出所料，这个团队让随机事件发生器产生明显的反面效应。机器朝反向移动的次数较多，超过他们所期望的方向。不过，重点是参与者对机器产生了若干影响，就算是反向的也无妨。也不知道为什么，他们都能够影响机器，尽管这只是九牛一毛，却也让机器偏离随机活动，他们的结果为49.1%，而预期结果则是50%。从统计角度来讲，这个结果非常显著——侥幸产生这种结果的概率是千分之一。既然他的受试对象都不明白随机事件发生器的运作原理，那么不管他们是怎样办到的，显然都是肇因于某种人类意志力的作用。

**为边缘科学另辟生路**

施密特又花了几年时间进行类似的研究，并在《新科学家》等期刊上发表论文，他也和志同道合的人见面，而且有些研究还得到非常显著的结果——有时候高达 54%，而预期结果则为 50%。到了 1970 年，也就是米切尔在月表漫步前一年，波音利润骤减，必须大幅裁减员工。施密特失业了，此外还波及其他几百人。波音一向在这个研发领域扮演重要角色，提供许多职缺，没有这家航天巨擘，根本就不会有任何工作机会。西雅图的边界有一幅条幅写道："最后离开西雅图的人，能不能请你把灯关掉？"施密特第三次，也是最后一次换职业。他还会继续扮演意识研究人员的角色，担任超心理学界的物理学家。他搬到北卡罗来纳州的达拉谟，申请进入莱因的实验室，即人类研究基金会，希望与莱因本人共同进行他的随机事件发生器研究。

几年之后，有关施密特所用机器的消息传进普林斯顿大学，引起工程学院一位年轻大学生的注意。她还在大学部读二年级，主修电机工程学，对于心灵能够影响机器这种观念带有些许浪漫情怀。1976 年，她决定去找工程学院院长，看看有无可能重做施密特的随机事件发生器研究，当作专题研究计划。

罗伯特·雅恩生性豁达大度。当年越战升级，导致普林斯顿校园动荡不安，乱局也蔓延到全美多数大学校园。那时雅恩还是工程学教授，由于美国的极度极化，让高科技背上黑锅，结果他却在无意之间成为高科技的辩护人。雅恩对普林斯顿的学生组织发表慷慨激昂的言论，说明实际上科技是为这种分歧提供了解决之道。他这段安抚人心的说辞，不只让校园骚动平静下来，还帮忙营造出宽松的气氛，让这所以文科为主的大学能够接纳对科技感兴趣的学生。1971年，普林斯顿敦请雅恩担任院长，其中一项理由，或许就是他拥有圆滑折中的本领。

他著名的宽容态度，到这时也发展到了极致。雅恩是位应用物理学家，他终生投入科技教学和发展工作。他本人的学位全都是在普林斯顿取得的，同时他在先进太空推进系统和高温电浆动力学方面的研究成果，也为他赢得了现有的崇高地位。

他在20世纪60年代初期，肩负使命回到普林斯顿，把电推进引进航空工程学系。这次他受邀指导的计划，则是属于心灵现象的范畴。雅恩并不相信这个课题可行，不过那位二年级的学生相当聪慧，她的学习进程也一向都很顺利，于是最后他便通融，同意动用由自己全权管辖的资金，拨款赞助她的暑期计划。她的工作是研读现有的科学文献，包括随机事件发生器研究和其他的意志力研究形式，并完成几项初步实验。如果她能够让雅恩信服，认可这个领域有可信之处，而且更重要的是，从科技的观点来看也可以进行探究，那么，雅恩说，他就愿意指导她完成这项独立研究。

为了不负学者不偏不倚之名，雅恩尝试探究这个课题。整个夏天，他的学生都不断把技术报告复印件放在他的书桌上，甚至还说动他陪同参加超心理学协会的一场会议。他努力去体察，究竟是哪些人会投身那种一向被贬称为边缘科学的研究。

雅恩满心期盼，但愿这整个计划消失不见，他觉得这项计划非常可笑。他知道，就长期而言，这有可能给他惹来是非，特别是，这会让他在同事之间难以自处。究竟他该怎样对他们解释这是一个严肃的研究主题？

雅恩的学生不断带着更可靠的证据来找他，说明这种现象确实存在。当然，投入这门学问、从事这类研究的那群人，确实是有些声望。他同意指导她进行一项两年计划，然后等她开始带着做出的结果回头求教，他也就此提出建议，设法改良所用设备。

当那名学生的计划进入第二年，雅恩本人也开始涉入，亲自从事随机事件发生器实验。这里似乎开始显露若干有趣的现象。那名学生毕业了，放下她的随机事件发生器研究，对她而言，这只是结束一项很有意思的臆想实验，研究结果已经满足了她的好奇心。这时也该做点严肃的工作，回归早先她所选择的传统路线。她开始投入自己的事业，后来还在传统计算机科学界功成名就。她留下一批引人入胜的资料，还在雅恩的路径上抛下一枚炸弹，彻底改变了他的生命进程。

投入探索意识的研究人员，有许多是雅恩尊重的人物，不过私底下，他觉得他们走错了方向。像莱因所做的这类研究，不管有多科学，往往都要被归入超心理学大类，而这个领域大半都被科学体制贬为狂妄骗徒和魔术师的活动范围。显然，必须有非常精致而且基础扎实的研究计划，才能为这类研究引进更温和、更富学术风格的架构。雅恩就像施密特，他也了解这类实验所隐含的渊博意义。自从笛卡儿提出假设，揣测心灵是独立于身体之外，科学领域各个学科就开始明确区分心灵和物质。然而采用施密特的机器完成的这批实验，却似乎暗指这种划分是完全不存在的。当时雅恩所要展开的研究，并不只是要解答一个问题，也就是人类是否有本事影响无生命物体，包括骰子、汤匙或微处理器，那项研究所含意义远不止于此。雅恩是要钻研现实的本质，也是要探究生存意识的本质。这是最不可思议、最根本的科学研究。

当初施密特是严格甄选拥有特殊能力、有办法产生极佳结果的特殊人士，他所遵循的协议，是由具有特殊禀赋的异常人士来表现异常举止。雅恩认为，这种研究途径让这项课题更边缘化。他认为比较有趣的问题是这种能力是否会出现在所有人身上。

他还想知道，这对我们的日常生活会有什么影响。雅恩在20世纪70年代担任工程学院院长，他借这个职位之便审视局势，知道世界正面临一场大规模的计算机革命。微电脑科技愈来愈灵敏，也更容易受到外界影响。倘若生存意识确实可以影响这种灵敏的设备，那么就会对这种设备的运作方式造成巨大冲击。量子过程的最细微扰动，都可能干扰固有行为，造成严重偏差，最轻微的动作都会让它朝着全然不同的方向狂飙。

雅恩知道，以他所处的地位确实是可以做出独特的贡献。

倘若这项研究能够以传统科学为根据，并由著名的大学来支持，那么或许这整个课题，就能够以更严谨的学术风格向外传扬。

他制定了一个小规模计划，还起了一个不显眼的名称：普林斯顿工程异常现象研究，后来大家都以 PEAR 缩略称之。雅恩还决心保持低调，行事独来独往，刻意与各种超心理学社团保持距离，并小心避免公开露面。

不久之后，私人资金开始涌入，开创了一个先例，后来雅恩更严格遵循一个原则，即他的普林斯顿工程异常研究，绝不动用大学的分毫经费。普林斯顿并不干预工程异常研究，这大半是由于雅恩的声誉，普林斯顿就像是耐心管教子女的家长，把雅恩看成桀骜不驯的早熟的孩子。他在工程学院地下室获得几间办公室，后来这个办公区便自成小巧的格局，在美国常春藤联盟的这处校园立足，栖身于一个比较保守的学派之内。

雅恩开始思量，他要怎样让这种规模的计划开始运作，同时他也和许多投入前沿物理学和意识研究的其他新探险家取得联系。他在这段时间里结识了布伦达·邓恩，并聘请了这位芝加哥大学发展心理学家。邓恩曾经执行、验证了几项千里眼实验。

雅恩刻意选择邓恩来与自己互补所长，两人外观天差地别，一眼望去显而易见。雅恩的消瘦憔悴，衣着整洁，上身是笔挺的衬衫，配上休闲长裤，而且他的举止和语言都给人以拘谨的感受——绝不多说一个字，或摆出没必要的姿势。邓恩比较热情，她经常穿着飘逸的服装，一头茂密的乱发蓬松下垂，有时也束成美洲土著居民的那种马尾发式。尽管也是经验丰富的科学家，但她却往往是跟从直觉的引领。她的工作是针对这类材料，提供比较偏向形而上的主观理解，完善雅恩以理性分析为主的途径。雅恩负责设计机器，邓恩则设计实验的外观和触感。雅恩代表普林斯顿工程异常研究，对世界展现其形象，邓恩则对参与者呈现较为缓和的形象。

在雅恩心目中，他的第一个使命是要改良随机事件发生器技术。雅恩断定，他的随机事件发生器（Random Event Generators，后来他们被缩写称之为 REGs）应该由电子噪声源来驱动，而不是靠原子衰变。这类机器的随机输出，是由类似白噪声的讯号来控制，把收音机调到两个电台之间，就可以听到白噪声——自由电子发出的微弱轰鸣声浪。这构成一种机制，可以连串发送随机交变的正负脉冲。结果可以显示在计算机屏幕上，接着便联机传送到数据管理系统。这个机器具有故障防范性能，比如，电压和高温监视器，可以预防篡改或故障，而且还能接受严苛的核查，保证在不做实验、没有意志介入之时，机器都能够分别产生 1 或 0 两种可能结果，而且比例大约各占 50%。

这一整套故障防护硬件装置可以保证，每当机器偏离常态，正反比例并非各 50%，这绝对不是肇因于电子失灵，而纯粹是肇因于某种信息或影响所产生的作用。就连最细微的效应，也能由计算机迅速量化。雅恩还提高硬件效能，让机器运作得更快。等到完工之时，雅恩才领悟到，他一个下午所搜集的庞大数据，可以超过莱因一辈子所累积的数据数量。

邓恩和雅恩还改良了所用的科学协议。他们决定，他们的随机事件发生器研究都必须沿用相同的设计：每位参与者都坐在机器前方，进行三次等长试验。做第一次时，他们要以意志力，让机器产生1的次数超过0（普林斯顿工程异常研究的研究人员称之为"高点"）。做第二次时，他们就要在心中指导机器，让它产生0的次数超过1（较多"低点"）。做第3次时，他们就要尝试对机器产生任意影响。这样的三个阶段，目的是要防范设备出现任何偏差。接着，机器就把操作员的决定记录下来，而且几乎是同步完成。

当参与者摁下按钮，这时他就启动一组尝试，包括200次1或0的二元"打点"，约持续1/15秒。在这期间，他都要全神贯注（比如，设法产生更多次1，超过100次预期概率）。一般而言，普林斯顿工程异常研究团队会要求每位操作员，每轮完成50组尝试，这段过程有可能只花半个小时，却能产生1万次1或0打点。邓恩和雅恩通常都要每位操作员完成50或100轮尝试（2 500到5 000次尝试，或50万到100万次二元"打点"），然后就检视得分。他们分析这是资料组最低下限，这样才能可靠地断定趋势。

他们从一开始就明白，有必要采用精密的方法来分析结果。雅恩和邓恩决定采用历经考验的统计方法累积离差法，这种做法连续累加偏离概率分数（100）的程度，接着把结果标绘成图。

统计图会显示平均值，还有若干标准差值——这些都是差数值，其结果偏离平均值，却还不够显著。就随机出现200次二元"打点"的尝试而言，过了一段时间，机器平均应该抛出100次正面和100次反面——因此钟形曲线会以100为平均值，这是以从曲线最高点向下延伸的垂线来表示的。倘若机器每进行一组尝试，把个别结果都描绘下来，那么钟形曲线就会标出各个定点——101、103、95、104——分别代表各项分数。由于个别效应全都十分微弱，采用这种方式很难看出整体趋势。不过，倘若持续累加所得结果，并计算平均值，而且也得出效果，那么不管影响是多么微弱，这个得分趋势就应该稳定偏离预期值。只要有偏差出现，累积离差法都能大幅予以彰显。

雅恩和邓恩也明白，他们有必要取得大量资料。就算是为数庞大、累积达25 000组尝试的一批资料，也可能出现统计误差。倘若拿抛掷硬币一类的二元概率事件来做检视，就统计术语而言，所抛出的正反面次数，应该约略各半。假定决定抛掷硬币200次，结果得到102次正面，考虑到进行的次数很少，那么从统计观点考虑，尽管正面次数稍多，却依旧是完全符合统计概率。

不过，倘若抛掷同一个硬币200万次，结果抛出102万次正面，这就代表其中有极大的误差，偏离了概率比例。随机事件发生器一类试验的效应极微弱，因此不能靠单一或小型研究，必须结合庞大的数据，这样才能够由逐步偏离预期值的结果，"综合"得出显著的统计偏误。

雅恩和邓恩初步完成5 000次研究之后，两人便决定取出资料，计算至此出现了哪种情况。两人在一个周日傍晚来到雅恩家中。他们开始在图上标示出每位操作员的平均结果。每次操作员试图影响机器产生高点（正面），他们就用小红点来表示，若操作员想要产生低点（反面），那么就使用小绿点来代表。

做完之后，两人便检视所得结果。若是结果并没有偏离概率，两道钟形曲线就会叠加出现在概率钟形曲线之上，平均值为100。

他们的结果完全不是这样。两种影响企图分别朝不同方向发展。红色钟形曲线（代表"高点"意向）偏向概率平均值的右侧，而绿色钟形曲线则是偏向左侧。就设计来看，这项研究十分严谨，然而参与研究的人——全都是普通人，其中并没有天赋特殊的人——却不知道为什么，竟然有办法光凭意志作用就影响到机器的随机运作。

雅恩看完资料，坐在椅子上休息，抬眼与邓恩对视。"这非常好。"他说。

邓恩满脸狐疑地盯着他看。他们正以科学严谨的方式和精准的技术得出证据，确认之前还被归为神秘体验，隶属于最偏颇科幻领域的观念。他们已经就人类意识方面，针对某种革新观点获得证明。将来某一天，这项研究或许就会带头开创量子物理学新格局。没错，他们掌握的结果凌驾于当代科学所能到达的范围之上——这或许是一种新科学的开端。

"你说'这非常好'是什么意思？"她回答道，"这是完完全全……难以置信！"

就连雅恩这种谨言慎行，不喜欢故作姿态的人也不得不承认，当他看着散置在他餐桌上的图表，从现有的科学词汇中，他完全找不出任何字眼来解释这些结果。

邓恩提议把他们的机器改得更亲和，也把环境改得更舒适来激发"共振"，因为，参与者和他们的机器之间显然会产生共振。雅恩开始开发一批精巧的机械、光学和电子随机装置——一件晃动的摆锤；一个喷泉式饮水机；一组随机变换漂亮影像的计算机屏幕；一台活动式随机事件发生器，上面插满可以在台面随机来回移动的短柱；还有普林斯顿工程异常研究实验室的杰作，一组随机滚落式机械弹子台。机器装在墙上，不用时看来就像台巨型钢珠弹球机，台上有330根短柱，外框长宽各约为1.8米和3米。启动之后，9 000颗聚苯乙烯球便纷纷碰柱滚落，为时只有12分钟，并堆放在任一集球箱中（总共有19个集球箱），最后便堆出一种类似钟形曲线的造型。邓恩在随机事件发生器上摆了一只玩具蛙，还花时间选择漂亮的计算机影像，于是参与者可以选定某幅影像，多瞧上几眼，这就算是得到了"奖赏"。他们装上木制镶板，开始搜集泰迪熊玩具，他们还让参与者休息，请他们吃点心。

一年一年过去了，雅恩和邓恩不断进行冗长的工作，搜集的资料堆积如山——最后这还构成一个庞大的数据库，在远距意向研究界无出其右。他们多次暂停手边工作，分析截至当时所累积的全套结果。在那 12 年间，完成将近 2 500 万次尝试，最后结果显示，在所有尝试当中，有 52% 是朝着预期方向产生偏差，而综合所有结果，最终在 91 位操作员里面有接近 2/3 如他们所愿，成功影响机器的偏向。不管使用了哪种机器，结果都是如此。其他一切状况——包括参与者观看机器的方式、他们专注凝神的强度、照明、背景噪音，甚至是否有其他人在场——对所得结果似乎都毫无影响。只要这群男女参与者凝神要机器记录正、反结果，就能够产生若干影响，而且成功次数也能明显提高。

不同人所产生的结果互异（有些时候正面次数超过反面，就算是他们凝神期望造成相反的结果亦然）。不过许多操作员都各有"招牌"结果。彼得所得到的结果，往往是正面多于反面，而保罗则是相反。而且不管是使用哪种机器，各个操作员往往都分别得出独特的结果。这显示这种过程是种普遍现象，并不只是发生于特定交互作用或特定人士身上。

　　1987 年，迪安·雷丁和普林斯顿工程异常研究团队的罗杰·纳尔逊也加入研究，这两位心理学博士把当时完成的 800 多次随机事件发生器实验结合了起来。这个合并的成果取材自 68 位研究人员，包括施密特和普林斯顿工程异常研究团队所完成的研究，结果显示，参与者能够影响机器，有 51% 的次数如愿产生结果，而概率期望值则为 50%。这些结果和早期两篇评论相仿，也与一篇针对许多骰子实验所做的综合评述雷同。这些研究当中，仍旧是以施密特所得结果最为精彩，其如愿概率蹿升到 54%。

　　不管是 51% 或 54%，看来都不十分显著，但就统计来讲，这却是很大的一个进步。倘若沿用雷丁和纳尔逊的方式，综合所有研究，进行所谓的"后设分析"，那么出现这种整体得分的概率就为万亿分之一。雷丁和纳尔逊做后设分析时，甚至还把随机事件发生器研究最常被批评的项目也纳入了考虑范围。他们的做法是针对实验程序、数据或设备，设定 16 项判别准则，据此评断各项实验的整体数据，并给每项实验打一个质量分数。有一篇比较新的后设分析，评述了从 1959~2000 年的随机事件发生器研究数据，也得到类似结果。美国国家研究委员会还得出结论，认为随机事件发生器的尝试结果，无法以概率来解释。

　　效应值是以一个数值来代表，反映研究变化或研究结果的实际数值。计算过程要把参与者人数和试验时段等变数纳入。

有些药物研究是把使用药物产生阳性效果的人数，除以参与进行尝试的总人数来求出效应值。就普林斯顿工程异常研究数据库而言，其整体效应值为每小时 0.2。就一般而言，介于 0~0.3 之间的效应值算是很小，若数值介于 0.3~0.6 之间就算是中等，而只要是高于此数，都可以算是很大。普林斯顿工程异常研究的效应值都算很小，而就整体而言，随机事件发生器研究的结果，是介于很小到中等之间。不过，和看似具有优异疗效的许多种药物相比，这组效应值却已经大得多了。

有众多研究都显示，普洛尔和阿司匹林都能大幅降低心脏病发作率，特别是号称心脏病预防妙药的阿司匹林。不过，有些大型研究却显示，普洛尔的效应值为 0.04，至于阿司匹林则为 0.03——或约等于普林斯顿工程异常研究数据效应值的 1/10。有种做法可以简单地断定效应值大小，就是把这个数值转换为 100 人样本中的存活人数。就在生死攸关的医疗情况下，效应值等于 0.03，表示在 100 人当中可以多 3 个人存活下来，而当效应值等于 0.3，则表示在 100 人当中可以多 30 个人存活下来。

这里以某种假设情况来说明其中的差别有多大，有种心脏手术，通常在每 100 个病人当中，有 30 个人存活下来。假定接受这种手术的病人都使用一种新药，其效应值等于 0.3——很接近普林斯顿工程异常研究的每小时效应值。除了手术之外，还使用这种药物，实际上这会让存活率加倍。医疗效应值提高了 0.3，原本救活比例还不到一半的疗法，一跃成为大多数病人都能存活的治疗良方。

　　另有些人也使用随机事件发生器来进行研究，他们发现不只人类能对物理世界产生这种影响。一位叫勒内·佩奥奇的法国科学家，还使用雅恩的随机事件发生器的振动，完成了一项巧妙的雏鸡实验。雏鸡一孵化，眼前就是一台随机事件发生器，于是借"铭印"现象，把机器当成它们的"母亲"。然后这台自动机就被摆在鸡笼外面，还可以四处自由移动，同时佩奥奇也记录其移动的路径。过了一阵子，证据逐渐明朗——那台自动机向雏鸡移动的次数，超过了任意随机的情况。雏鸡希望和母亲亲近的意愿，成为一种"推定意向"，而且这显然会对机器产生影响，能把它吸引过来。佩奥奇还以初生的兔子为样本完成了一项类似的研究。他在活动式随机事件发生器上装了一盏灯，能够发出幼兔厌恶的强光。实验数据分析结果显示，幼兔显然能够以意念不让机器靠近它们。

　　雅恩和邓恩开始构思理论。倘若现实是肇因于意识与环境的微妙互动，那么说不定意识（就像物质的次原子粒子）也是以某种概率系统为基础。量子物理学有一个中心信条，最早是由德·布罗意提出，这项原则是，次原子实体所表现的行为，可以是粒子形式（一种界定明确而且在空间有固定位置的东西），也可以是波的形式（不受疆界束缚的扩散影响作用，而且可以穿过、干涉其他的波）。他们开始反思二象性观念，斟酌意识是否也具有这种性质。个别意识分别具有独有的"微粒"分离性，却也能够表现"波状"行为，这时意识便能够穿过一切障碍，跨越任意距离，与物理世界交换信息并做互动。在某些时候，次原子意识还会与若干次原子物质同调共振——节拍频率相等。他们开始根据这个模型来汇整，结合意识"原子"和普通原子——比如，随机事件发生器的原子——造出一个"意识分子"，而且其整体和构成组件并不相同。原始原子群便各自献出本身实体，构成比较复杂的单一实体。就最基础层级而言，他们的理论就是在讲，受试者和随机事件发生器是在逐渐发生相干性。

当然，他们的若干结果似乎与这项诠释相符。雅恩和邓恩感到纳闷，若是有两人或更多人协力影响机器，那么他们观察个别受试者所得的微弱效应是否就能够扩大。普林斯顿工程异常研究实验室以两人配对，连续完成多项研究。每个配对小组都要通力合作来设法影响机器。

42 次实验陆续完成，由 15 对参与者完成 256 500 次尝试，其中还有多对产生"显著"结果，不过把两人所得结果分开来看，却不见得与配对结果相似。若是以同性受试配对，便往往会得到略微负面的效应。这种配对小组所得结果，往往不如小组成员的个人成绩，其中有 8 对操作员，如愿得到了非常正向的结果。异性配对小组全都是由熟人组成，互补效果很强，所产生的效应是组员个别成绩的 3.5 倍。不过，恋爱中伴侣所组成的"亲密"配对，所产生效应最为强大，几乎达到个别操作员成绩的 6 倍。

倘若这种效应会受到两位参与者意识之间的某种共振的影响，这就可以合理解释，为什么心意相通的人士，比如，手足、双胞胎或恋爱伴侣，所产生的效应最为强大。亲密关系可以滋生相干性。两道波共振便能放大信号，或许是由于亲密配对的共振特别强烈，这就能强化他们对机器的联合效应。

几年之后，邓恩分析数据库，检视性别会不会影响结果。她把结果按男女区分，这时便发现，尽管男性所产生的整体效应低于女性，然而就整体而言，男性却更能够让机器产生所要的结果。就整体而言，女性对机器产生的效应较强，却不见得都是朝着她们希望的趋势发展。邓恩检视了 270 组数据库，这是取自 1979~1993 年之间完成的 9 项实验，共有 135 位操作员参与。她发现，男性按照意愿让机器产生正反两面（也就是高点或低点）的成功比率相等。另一方面，女性能够影响机器产生正面（高点）记录，至于反面（低点）却不行。事实上，她们让机器产生反面的尝试多半失败了。尽管机器呈现的概率高低不等，却都违背她们的意愿，呈现相反的结果。

偶尔，当女性并非全神贯注于机器，而是同时也做其他事情，这时她们就能够得到较佳结果，而就男性而言，全神贯注似乎就是成功要素。这或许可以算是种次原子佐证，显示女性比男性更擅长处理多任务作业，而男性则擅长专心做一件事情。很可能就显微层级而言，男性对所处世界的直接冲击较大，而女性的影响作用就比较深远。

接下来就出现了某种情况，迫使雅恩和邓恩检讨相关假设，重新审视他们观察效应的本质。1992年，普林斯顿工程异常研究计划和吉森大学以及弗赖堡研究院合伙创办了心灵机器互动联合会。联合会展开第一项工作，重做实验并得出与普林斯顿工程异常研究相符的数据，所有人都假定这肯定能一蹴而就。然而一旦把所有3家实验室所得结果都拿来检视，乍看却是失败了——丝毫不比一半对一半更高明，光凭概率就可以产生这个比例。

雅恩和邓恩撰写结果时，注意到资料有若干古怪的扭曲。次级变量出现某种有趣现象。绘成统计图，图上不只是显示该有哪种平均值，还应该呈现偏差有多大，由平均值扩散到什么程度。就心灵——机器数据——而言，平均值就画在概率结果该出现的位置，然而此外就没有几个数值相符。变异程度太高，钟形曲线的形状并不匀称。总之，分布极度偏斜，结果绝非单纯概率所致。这其中有某种古怪现象。

当雅恩和邓恩稍微深入检视资料时，便发现最显眼的问题和反馈有关。截至当时为止，他们操作时都假设，若是实时提供反馈——告诉操作员，他们影响机器的表现如何——并呈现漂亮画面，或者把机器造得很让人喜爱，就有极大的帮助，利于得到更好的结果。这会让操作员专注于实验过程，帮助他们和设备同调"共振"。他们的想法是，若要让心理世界和物理世界互动，那么能够突破分际的接口——漂亮的显示器——就不可或缺。

然而，他们从联合会数据却看出，当操作员没有反馈之时，受试者的表现却同样好——偶尔还要更好。

他们还做了其他研究，其中一项称为美术随机事件发生器研究，这项研究没有得出总体显著结果。既然心灵机器互动联合会得出这种结果，他们决定也稍微深入检视那项研究。当初他们是采用迷人的计算机影像，并随机显示反复变换——其中一组交替呈现一幅纳瓦霍族沙画和古埃及的亡魂判官安努毕斯肖像。这项研究的构想，是要让操作员以意志力促使机器呈现某一幅的次数多过另一幅。普林斯顿工程异常研究团队再次假设，漂亮影像可以发挥作用——运用意向就能得到"奖赏"，可以多看到喜欢的影像。

当他们检视这项研究所得的资料时，细究照片呈现的次数，结果立刻发现，产生最优异效应的影像全都属于同一类别：原型的、仪式的图像。这些都是无法言明的，或者是属于梦境的非人为影像，而且这些图像都是为了钻研无意识而设计的。

倘若真相如此，那么意向就是发自无意识的心灵深处，说不定这也就是产生效应的起因。这卜雅恩和邓恩便明白，他们的假说错在了哪里。运用仪器让参与者在意识层级运作，或许会造成阻碍。他们不该提高操作员的意识知觉，反而应该削弱这种现象。

基于这个认识，他们便修正观念，重新审视他们对于实验观察效应的可能起因。雅恩经常说，这是他的"发展中研究"。也不知道为什么，看来无意识心灵能够和次有形的物理世界交流，也就是与万有可能的量子世界沟通。接着，这种未成形心灵与物质世界的紧密结合，便自行组合，在外显世界构成某种有形现象。

若是把零点能量场，还有普里布拉姆、波普等人所提出的量子生物学都一并纳入，那么这个模型就完全合理了。无意识心灵（思维和知觉意向之前的世界）和物质的"无意识"（也就是零点能量场），双双栖身于万有可能的概率状态。下意识心灵是种前概念基质，概念就是由此萌发，而零点能量场则是物理世界的概率基质。这就是心灵和物质的最根本成分。于是合理推断，在这种可能成为共同源头的次有形维度之中，便很有可能产生量子互动。

雅恩偶尔也就一种极端之至的观念把玩推敲。当你充分深入量子世界，那么心理和物理之间，或许就不再有分野。到时说不定就只有概念。或许那完全就是种意识，试图理解蜂拥而至的信息。或许并没有两种有形世界，或许就只有一种——宇宙能量场，以及物质自我进行相干组织的能力。

普里布拉姆和汉默夫提出理论，认为意识是出自超辐射，也就是次原子相干性的起伏级联——这时光子等个别量子粒子便丧失个别属性，并开始表现单一单元的举止，就像指挥官发口令要士兵列队。既然就生物过程而言，所有带电粒子的所有运动，在零点场都有对应镜像，那么我们的相干性便延伸至世界。根据古典物理学定律，特别是熵定律，无生命世界的运动，始终都是朝向混沌、失序发展的。然而意识的相干性，却代表自然界中最有条理的有序现象，而且普林斯顿工程异常研究还暗示，这种秩序或许还有利于在世界塑造、创造秩序。当我们想要某种东西，或意图促成某事，这种举动就必须专心致志，集中思绪，或许也可以说，我们本身的相干性就具有感染作用。

从最深远层级来讲，普林斯顿工程异常研究还暗示，现实是我们创造的，每个人各凭专注便令现实成真。在心灵和物质的最底层，我们每个人都在做出贡献，创造世界。

雅恩所能记录的效应，几乎都是细微到难以察觉的。目前时间还太早，无法了解原因。或许机器还太简陋，测不出影响效应，也或许他只测得单一信号，而真正的效应，实际上是肇因于大量信号——所有生物在零点能量场的某种交互作用。他所得结果和施密特所记录的较高成绩之间的差别，便暗示这项能力是全人类都有的。不过，这就像是艺术能力，某些人比较善于驾驭这种本领。

雅恩也看出，这对概率过程有微弱影响，或许这就能够解释大家耳熟能详的故事，说明为什么有人对机器有正、负面影响——为什么碰到倒霉的日子，计算机、电话和复印机都会失灵。说不定这还能够解释，邦弗尼斯特的自动机，为什么会给他惹出麻烦。

看来，我们有能力让我们的相干性延展到周围环境。只要简单的许愿，就可以创造秩序。这就相当于是一种几乎无从想象的威力。从最粗浅的层级，雅恩已经证明，至少就次原子层级，心灵是能够支配物质的。不过，他还证实了一种更基本的现象，彰显了人类意向的强大本质。随机事件发生器的数据构成一扇小的窗口，得以窥探人类创造力的最根本精髓——其创造、组织，甚至疗愈的能力。雅恩得到证据，显示人类意识有力量促使随机电子装置有序运作。这时他所面对的问题是，除此以外还有哪种可能现象同样会导致这一结果。

# 第七章　分享梦境

亚马孙雨林深处，亚求阿族和华欧拉尼族印第安人聚集在一起，进行例行仪式。每天清早，部落族人都在天亮之前就醒来，天色微明便聚在一起，当世界绽放光明时，他们便分享梦境。这并不只是种消遣，或借此机会来讲述故事：对亚求阿和华欧拉尼族人而言，梦境不只由做梦的人独享，而是由团体共有，每个做梦的人，都只不过是梦境决定借用的容器，借此来与全族对话。两个部落也都认为，梦境是他们清醒时候的地图。这是种预言，预示他们会有哪些遭遇。他们在梦中和祖先联系，也与宇宙的其余部分产生关联。他们认为梦境才是现实。清醒时候的生活才是虚幻。

在此处的北方，还有一群科学家也发现，梦境并不属于做梦的人，做梦的人在隔音室内睡觉，房间以电磁屏蔽阻隔，他的颅骨贴了若干电极，而这些梦的主人却是索尔·菲尔德斯坦，他是一所市立学院的博士生，就待在几百米之外的另一个房间里面，这时正在检视卡洛斯·欧罗兹科·罗梅罗的一幅名为《札巴达党人》的画作——这是幅全景画作，描绘追随埃米里阿诺·札巴达（1879~1919）投入墨西哥革命的志士群像，画中显示风暴将至，斗士协同他们身披方巾的妇女，在乌云笼罩下迈步前进。菲尔德斯坦遵照指令，借由意念将这幅影像传达给做梦的人。过了一阵子，做梦的人——心理分析学家威廉·埃尔文博士——便被唤醒。他告诉他们，他做的梦怪诞离奇，几乎就像是塞西尔·戴米尔的恢宏巨制。他不断看到一幅影像，天象预示灾祸将至，那似乎是墨西哥某种古代文明的情景。

做梦的人是个容器，里面装有外来思维，这是种集体理念，在做梦人之间的细微振动中显现。做梦状态大幅彰显这种关系，因此更为真实。他们清醒时便分处于隔离状态，各自待在不同房间，而在亚马孙人眼中，这才是虚幻的。

在普林斯顿工程异常研究引发的问题当中，有一项牵涉到思维的从属本质。如果你可以影响机器，那么顺理成章就要提出疑问，思维究竟栖身何方？人类的心灵究竟位于何处？西方文化通常假定，它位于我们的脑中。不过，倘若真相是这样，那么思维或意向又怎么能够影响到其他人呢？难道说，思维"位于外界"，在其他某处？或者有所谓的延伸心灵，一种集体思维？我们所思、所梦，是否能够影响到其他任何人？

### 思维传递

威廉·布劳德就在为这类问题劳神苦思。他看了查尔斯·霍诺尔顿完成的几项精神感应研究，就好像采用墨西哥画作的那项研究，而且那算是其中相当引人注目的一项。霍诺尔顿是知名的意识研究者，任职于纽约市布鲁克林区迈蒙尼德医学中心。在布劳德这样的行为学家眼中，霍诺尔顿的研究就相当于一种激进的新教育。

布劳德的言辞温和，思虑周严，举止温文尔雅而又从容不迫，他的脸庞大半布满浓密的胡须。他投入这行之初原本是名老派心理学家，对有关记忆和学习的心理学和生物化学特别感兴趣。不过他的个性也带有漂泊倾向，迷恋美国心理学之父威廉·詹姆斯所称的"白乌鸦"（意指罕见现象）。布劳德喜欢异常现象，因为生命中不合常规的事物，可以颠倒曲解的假设。

在他获得博士学位之后几年，对巴甫洛夫和斯金纳的禁锢也在20世纪60年代松绑，释放了他的想象力。当时布劳德在休斯敦大学任教，讲授记忆、动机和学习等课程。不久前，他开始对展现人脑惊人特性的研究感兴趣。生物反馈和松弛方面的早期先驱证明，只要依序针对身体各部位集中注意力，我们就能够影响自己的肌肉反应或心跳速率。生物反馈甚至还影响到脑波活动、血压和皮肤表面的电活性，产生可测量的效应。

布劳德还随性投入超感官知觉研究。他在一项研究当中试图传递自己的思维，当时他有一位做催眠工作的学生同意加入研究，他们一起完成了几次精彩传输。他的学生在走道另一端的房间里面就座并接受催眠。那名学生离布劳德很远，并不知道他在做什么，却似乎与他有某种精神关联。布劳德用锐器刺手，还把手摆在烛火上方，结果他的学生便有痛楚或烧灼的体验。他看着一幅船舶的照片，学生便谈起一艘船。他把实验室门打开，走进得克萨斯州的灿烂阳光，结果那名学生便提到太阳。布劳德不管在哪里，都可以完成他这部分实验——在建筑的另一侧，或离他的学生好几公里远，待在密闭房间里面，所得结果也都相同。

1971年，布劳德29岁时偶然与米切尔相识，那时米切尔才刚完成阿波罗14号任务回到地球。米切尔已经决定要写本书探讨意识的本质，因此他当时便四处打探，想了解哪里有这类的研究。那时休斯敦只有布劳德和另一位学者采用可信的方法投入意识本质的研究。因此，他和米切尔自然而然找上对方。他们开始定期聚会，并针对这个领域的现有研究交换意见。

意向影响力精神感应方面的研究相当多，其中莱因所用的卡片实验就非常成功，米切尔在外层空间也采用了这种做法。另外在20世纪60年代晚期，纽约布鲁克林迈蒙尼德医学中心还特设有梦境研究实验室，完成了一批更可靠的研究。蒙塔古·厄尔曼和斯坦利·克里普纳也曾经完成过多项类似墨西哥画作的实验，目的是鉴定能不能传送思维并送入梦境。迈蒙尼德研究相当成功，后来资料送交加州大学，由一位心灵研究的统计学专家负责分析，整个系列得出的成果惊人，正确率达到84%，侥幸出现这种情况的概率为1/250 000。

甚至还有些证据显示，有些人能够感受到别人的痛楚。伯克利有一位叫查尔斯·塔特的心理学家，他设计了一个十分残酷的实验，对自己施以电击，想看他能不能将自己的痛楚"传送"出去，并由另一个人接收。接收人与几台机器相连，可以测量心跳速率、血量和其他生理变化。塔特发现，他的接收人都知道他感到痛楚，不过并非由意识层级察觉。当他们产生感应，也都是借由血量减少或心跳加速来留下生理变化的记录——不过并没有意识知觉。然而若是询问参与者，塔特是在何时接受电击的，他们却是一无所知。

塔特的研究还显示，当两名参与者彼此将对方催眠，他们便能体验到一种强烈的共通幻觉。他们还宣称，两人曾经有共通的超感官交流，双方都知道对方的思维和感受。

最后，布劳德的"白乌鸦"开始排挤他的学术研究并取而代之。布劳德本人的信仰体系几度经历审慎的小幅变化，这时已经偏离了他原有的观念，不再坚持脑部化学的简单因果方程式，改而采信比较复杂的意识观。他完成几次试探性实验，所得结果骇人听闻，这让他深信脑部运作要比化学变化复杂得多——假如在脑中真有这种现象的话。

随着布劳德对变换意识和松弛的生理效应愈来愈感兴趣，他也逐渐偏离了他的行为派理论。当时米切尔一直是从专门负责意识研究的机构——心灵科学基金会——获得赞助。凑巧那个基金会正打算搬到（得克萨斯州）圣安东尼奥市，需要增聘一位资深科学家。那份工作，还有其提供的钻研意识本质的实验方面的自由，正是布劳德所向往的。

意识研究界的范围很小。施密特属于基金会的一员，布劳德也很快就遇上施密特，也见识到他的随机事件发生器。于是布劳德就此开始深思，想知道人类心灵的影响能够到达多远。毕竟，人类和随机事件发生器，都称得上是具有相当程度的可塑性和易变性——变化潜力。这类动态系统始终是变化不定，或许就某个层级而论，还很容易受到意志力作用的影响——不管是在量子能级或其他层次。

只要再踏出一小步，布劳德就可以更深入思索，斟酌人类是否能够靠专注力来影响自己的身体，接着他们说不定还能够在他人身上，产生相同的效应。同时，如果我们能够促使无生命的物体（如随机事件发生器）产生秩序，那么说不定我们也能够在其他生物身上建立秩序。这类思维逐步发展，最后演变出一种连肉体都局限不得的意识模型，这种意识如以太般弥漫，进入其他肉体和生物内部并产生影响。

布劳德决定做一系列实验，探索个别意向对其他生物的影响究竟可以达到什么程度。这类研究很难设计，难就难在多数生物都是彻头彻尾的动力系统。参与影响的变量相当多，其中的变化难以测量。布劳德决定从简单的动物开始，接着再慢慢提高演化的复杂程度。他需要的是简单的系统，可以产生若干变化，而且必须很容易进行测量。他的研究恰巧遇上了理想对象。他发现一种小型刀鱼——圭亚那裸背电鳗（学名：Gymnotus carapo）——会发出微弱的电信号，这或许是用来导航的。他可以精确量化这种电信号的方向。只要在小水槽侧边贴上电极，就可以接收这种电鳗发射的电力作用，并在一个示波器屏幕上对产生影响的人实时呈现反馈。研究课题是，受试者能不能改变这种电鳗的游动方向。

蒙古沙鼠也是做研究的好对象，因为它们喜欢跑转轮。这也让布劳德有东西可以测量。他可以将沙鼠跑转轮的速度量化，接着就看受试者能不能以意向让它加快跑速。

布劳德想要测试意向对人类细胞的影响，而且最好是以免疫系统为对象，因为若是有某种外界原动力能够影响免疫系统，那么就大有机会借此来进行治疗。不过这其中所含的挑战，远非他的实验室所能应对。免疫系统复杂性极高，针对人类意向所做的任何研究，几乎不可能把其中的改变予以量化，也无从断定这种变化从何而生。

拿红细胞来做研究就好多了。若是把红细胞摆进咸度与血浆相等的溶剂，细胞膜便依旧保持完整并能长期存活。在溶剂中添加太多或太少盐分，血球的细胞膜强度就会减弱，最后就会爆裂，于是细胞所含的血红素就会流出并融入溶剂，这个过程就称为"溶血作用"。要控制溶血速率，通常要改变溶剂所含盐量。既然溶剂会随着溶血作用而逐渐清澈，那么就可以把这种过程量化，求出溶血速率，做法是以称为分光光度计的器具来测量穿透溶剂的光量。这也是很容易测量的一套系统。布劳德决定找几位志愿者，让他们待在远处的房间里面，并设法测定一旦试管中添加的盐分达到致命含量，这时他们能不能单凭意念来减缓细胞的溶血速率，"保护"这些细胞不至爆裂。

　　这批研究全部成功。布劳德的志愿者都能够改变电鳗的方向，加快沙鼠的跑速，并保护人类的红细胞，而且成效显著。时机成熟，布劳德打算进一步以人类来做研究，不过他必须找到办法来分离生理效应。有种理想的装置具有这个功能，那是警方所有探员都知道的仪器，用来测量皮肤电活动（EDA）。进行测谎试验时，只要皮肤导电率提高，都可以用这种机器来测得，这是由于汗腺作用提高所致，而汗腺活性则是由交感神经系统来支配。医师能够以心电图仪和脑电图仪，分别测量心脏和脑部的电活性，同样，测谎器也能够发现皮肤电活动提高现象。若皮肤电活动读数提高，便显示支配情绪状态的交感神经系统正在超速运作。这就显示，压力、情绪或心情起伏不定——任何高涨激动情况，这就是某人撒谎时，比较有可能出现的反应。这些往往都被称为"战斗或逃逸"反应，当我们面对险境或心烦的处境时，情况还要更为明显：我们的心脏猛跳，我们的瞳孔扩张，我们的皮肤渗出更多汗水，我们的肢端血液流失，输往最需要供血的身体部位。于是若是受试者在接受测谎之前，交感神经系统先承受了压力，这时借由这类读数，便能够测得无意识反应，而且甚至在受试者察觉之前就办得到。同理，若所测皮肤电活动程度很低，便显示压力极小，处于安详状态——这就是讲实话的自然状态。

　　布劳德展开了以人类为对象的实验，后来这还成为他的招牌研究之一：被人凝视的效应。钻研意识本质的研究人员特别喜欢这种现象，因为这是比较容易判定成败的超感官实验。进行思维传送研究要考虑许多变量，才能断定接收者的反应与传送者的思维是否相符。做凝视举动时，接收者或有所觉或不知情。处理这种主观感受，充其量也只能简化到这个程度，成为随机事件发生器的单纯二元选项。

在布劳德这里，凝视和被凝视变成一门艺术，是观察者的天堂。参与者被安置在房间里面，贴上氯化银掌部电极（皮肤电阻放大器），并与一台计算机相连。此外，房间里面就只有一台设备，一台日立牌 VM-2250 型彩色摄像机，当作暗中监视的工具。这台小型摄像机和摆在另一个房间里面的 19 英寸新力牌特俪霓虹电视机相连，彼此相隔两条走道和四个房门。这样一来，负责凝视的人就可以安详地观看受试者，而且绝对不会留下任何感官线索。

凝视者的动作脚本完全由概率决定，所用的概率则是种巧妙的数学计算结果——由计算机随机演算求得。每当脚本规定开始凝视，负责凝视的人便紧盯荧光幕上的受试者，试图引起受试者的注意。同时，被凝视的人则待在另一个房间，斜靠躺椅轻松就座，还按指示任凭思绪飞扬，只是别去揣测自己是不是被人凝视就好。

布劳德做了 16 次这个实验。就多数例子而言，被凝视的人在凝视时段所表现的皮肤电活动，都明显高于概率预期值

（59% 的实际值对 50% 的预期值）——尽管他们在意识上并没有察觉。第二批参与者进行时，布劳德决定尝试不同的做法。这次实验中，他让双方先彼此见面。他要他们连续做几种练习，其中包括凝视对方的双眼，同时在谈话时专心注视对方。练习的目的是要舒缓被凝视的不安感，同时也要让他们彼此相识。当这组受试者进行尝试时，他们产生的结果便与前面几次实验相反。当他们被凝视之际，心神正处于最安详的状况。这就像是斯德哥尔摩症候群（一种心理症状），被囚禁的人爱上狱卒，负责凝视的人也开始爱恋被凝视者。这也可以说，他们被凝视成瘾。他们被凝视时会比较轻松，就算距离很远也是如此，而且一旦没有人观看，他们还觉得怅然若失。

根据这批最新研究，布劳德愈来愈相信人类有办法和远处的眼光交流并做出反应，就算本身没有察觉也无妨。就像在塔特的电击下的那群人士，被凝视的人也丝毫没有察觉这点。这种知觉只发生于潜在意识的深层。

这项研究是个重大启示，引出一项重要因素——必要性对效应值的掌控程度。这时布劳德已经明显看出，随机系统（或是对影响作用有高度感应的系统）有可能受到人类意向的影响。不过，当这种系统"有必要"改变时，其效应会不会加剧？倘若安定人心是可行作为，那么当某人有必要安定心神，如紧张能量高涨的人，这时安抚效应能不能扩大？换句话说，若是某人有此需求，他是否就更能取用宇宙能量场的影响力量？就生物学角度而言，在我们当中，组织比较有条理的人，是否更能够取用这类信息，并更能促使他人注意到这一点？

1983年，布劳德和一位人类学家联手完成系列研究来测试这项理论。这位人类学者叫玛莉莲·施利茨，他也从事意识研究，还曾经与施密特合作做研究。布劳德和施利茨根据交感神经系统作用，选出一群很容易紧张的人，他们的作用都非常强烈，另外还选出一组比较镇静的人。布劳德和施利茨采用一种简单协议来进行凝视研究，两人轮流安抚这两组成员。这项研究也采用多重波动记录仪来追踪组员的皮肤电荷活动，并根据所得读数来测定成败。

这批志愿人员也受邀参与另一项实验，期间他们采用标准松弛法，试图安定自己的心神。

研究完成之后，施利茨和布劳德便注意到，两组受试者所得的结果有极大的差距。就如他们揣测，有必要安定心神的那组，效应远超乎寻常。事实上，在布劳德的研究当中，是以那次所得效应最为强大。就另一方面而言，镇静组所记录的结果几乎没有改变，他们所得的效应只略微偏离概率值。

最奇特的是，激动组由他人设法安定其心神所得的效应，只略低于他们自行使用松弛技术所得的成效。就统计观点而论，这就表示其他人对你身心所产生的效应，和你能够对自己产生的影响几乎相等。由别人来对你表达善意，和你自行使用生物反馈法所得的效果几乎是一样好。

布劳德还试做了一项相仿的研究，结果发现，你也可以借由远距离影响来帮助别人凝神专注，而受影响对象的注意力最为飘忽不定时，所产生的效应便最强。

后设分析是评估观察效应是真是假、显著与否的科学方法，分析时要汇聚大批资料，其来源为众多独立研究，而且个别结果往往相左。实际上，这要结合多项研究来组成一个庞大的实验，而且所含个别研究，偶尔还由于规模太小，得不出明确结果而不予采信。尽管拿设计、规模互异的研究来进行比较会有问题，不过这也可能会形成一些概念，得知所研究的效应是大是小。施利茨和布劳德搜罗文献，研读意向对其他生物的影响效应，并纳入所有相关文献，完成了一个后设分析。这批在世界各地完成的研究证明，人类意向能够影响细菌和酵母菌、植物、蚂蚁、雏鸡、大小鼠类、猫和狗，以及人类细胞制剂与酶的活性。其中以人类为对象的研究则证明，一群人能够影响另一群人的眼球或肌肉动作、呼吸，甚至大脑律动模式。虽然效应很弱，却是前后一致，而且这是由生平第一次获邀来试验这项能力的普通人所得到的结果。

总而言之，根据施利兹和布劳德的后设分析，这类研究的成功比率为37%，单凭运气的预期结果则为5%。皮肤电活动研究本身的成功率为47%，单凭运气的预期成功率则为5%。

这些结果为布劳德提供了几条重要线索，让他可以窥见远距影响力的本质。显然，普通人有能力影响其他生物，这表现在许多层次：肌肉活动、运动活动、细胞变化和神经系统活动。另有一个奇特的可能性，则是暗含在所有这类研究之中：影响效应是取决于这对施加影响者的重要程度，也就是施加影响者认为受影响者与自己的关联程度有多高。最微弱的效应见于电鳗实验；以可爱的沙鼠为处理对象的实验效应较高；以人类细胞为对象时，效应还要更高；同时当受试者试图影响另一个人时，效应便达到最高程度。不过，当受影响者的确有必要改变时，这种效应值便达到最高峰。有所求的人——安定心神、专心致志——似乎比其他人更能够接受影响。还有最奇特无比的发现，自己对他人的影响，只以毫厘之差低于自己对自己的影响程度。

## 冥想体验

布劳德在影响实验进行期间，还看到几个精神感应案例。在一次实验期间，一位施加影响者恰巧提到受试者的皮肤电追踪图显示得一丝不苟，让他想起一支德国热门电子乐团"发电站"。实验结束之际，布劳德回到接收者的房间，那位女士第一句话就说，不知道为什么，她在这个阶段初期，一直不断地想起发电站乐团。在布劳德的研究过程中，这种联想逐渐成为常态，不再是例外了。

当时从事意识研究的科学家，全都有相同的想法。为什么有些人的影响力比较强，还有为什么某些情境，比其他状况更利于促成影响？这就像是个迷宫，某些人就是比别人更有办法在里面游走。雅恩和邓恩发现，触发无意识的原型图像或神秘影像，最能诱发强大的意志力效果。迈蒙尼德的精神感应研究成果斐然，这是在参与者睡眠、做梦之际完成的。布劳德的催眠研究，尽管只算粗浅涉猎，依旧取得了优异的成绩。就塔特的研究和他本人的远距凝视研究而论，沟通都是发生于下意识层级，接收者并没有察觉到交流现象。

布劳德通盘检视这些实验，苦心寻觅共通脉络。他注意到几项特征，认为这些是保障实验成功的有利因素：某种放松技术（借由冥想、生物反馈或另一种做法）；延缓感官输入或生理活动；做梦或其他的内在状态和感觉；还有对右脑机能的依赖。

布劳德等人发现了一种现象，并将其通称为"绵羊／山羊"效应——当相信这类效应为真（绵羊）时，效果就比较好，当相信不会发生（山羊）时，效果就低于平均值。每个案例都像是随机事件发生器，都是在影响结果——就算效应是负向的（"山羊"事件）也无妨。

另外，还有一种变换的世界观。比较有可能成功的人，往往并不认为自己和世界有别，也不觉得每个人、每件事物都是可以分割的孤立个体，在他们眼中，一切事物都是相互关联的连续体——而且他们通常也都能了解，除了寻常渠道之外，还有其他几种沟通方式。

看来，当左脑沉静下来并由右脑主导支配时，普通人就能够取用这套信息。布劳德读过古印度的《吠陀经》圣典，里面提到，在深沉冥想状态下会产生"悉谛"。当一个人冥想达到最深的状态，他就会产生一种全知体验——同时感受到八方万物。这个人进入一体状态，专注地和那个事物融合为一。冥想者还体验到一种能力，有办法促成整体的意志力作用，如悬浮和远距移动物体。在所有事例当中，几乎所有接收者都将日常感官冲击完全排除，并深入奥妙泉源，养成灵敏的感受能力。

是否这种沟通方式和寻常沟通做法完全没什么两样，只不过我们日常生活噪声让我们再也听不到它？布劳德明白，倘若他能够创造出一种状态，剥夺某人的一切感受，那么那个人的心灵，或许就比较容易注意到这种微妙的效应，而不像寻常喋喋不休的大脑那样受到蒙蔽。如果剥夺感官的寻常刺激，是否就能改善感知能力？这样能不能让人接触到宇宙能量场？

这正是超觉静坐创始人、印度瑜伽大师玛赫西的理论。莫斯科大脑研究学院的神经控制学实验室完成了几项研究，他们检视超觉静坐对脑部的影响，结果发现参与信息知觉的脑皮质区机能提高了，而且脑部左右半球的机能关系也更为密切。后人还根据这些研究推断，认为冥想让知觉通道更为开放。

布劳德也听过整场法，这个术语出自德义，代表一种截断感官输入的做法，于是他开始采用一套典型的整场协议，投入超感官知觉研究。他的志愿人员进入一间隔音室，在一张舒适的躺椅上就座，室内有柔和的灯光。受试者双眼外覆类似半颗乒乓球的半球形眼罩，还戴了耳机，其间不断播出轻柔的静电声响。布劳德要志愿者开口发言 20 分钟，描述他们脑中浮现的任何印象。

随后，研究便依循精神感应实验的一般设计。布劳德的预感是正确的，整场实验大获成功。

当布劳德把自己的研究和别人的 27 项成果汇总起来，其中有 23 项，或者说是 82% 的成功率高于概率值。效应值中位数为 0.32——这与普林斯顿工程异常研究以随机事件发生器所得的效应值不无相仿。

思想的重大变迁经常会呈现出很有趣的同步模式。布鲁克林迈蒙尼德医学中心的霍诺尔顿，还有爱丁堡大学的心理学家艾德里安·帕克，都曾经揣摩过布劳德所探究的现象，而且也开始钻研整场法，作为探究人类意识本质的一种手段。有一项后设分析通盘汇总了整场实验，结果显示其侥幸概率为百亿分之一。

布劳德亲自尝试整场法，结果还出现了预感体验。有天晚上他待在休斯敦的自家公寓内，坐在客厅地板上，把半乒乓球眼罩和耳机戴好，突然之间，他体验到一种强烈的鲜明影像，见到一辆摩托车，车头灯射出强光，而且街道一片潮湿。

完成那段冥想之后不久，他的太太回到家中。太太告诉他，就在他体验到鲜明影像的那一瞬间，她差点被摩托车撞上。头灯射出强光照在她身上，而且满街都是雨水。

布劳德思绪翻涌，在心中斟酌自己研究的重大意义，这种念头强得让他焦躁不安。如果我们能够以意念让好事发生在他人身上，那么说不定我们也能够让坏事发生。有关于巫毒影响的奇闻轶事相当多，而基于他所得到的实验结果，这其中就有充分道理，不良意图或许能够发挥效应。我们能不能自求多福，免受荼毒？

布劳德完成了一些初步研究，这让他感到心安。他有一项研究显示，你有可能完全阻隔或避开你不想要的影响力量，采用心理"屏蔽对策"就有可能办到。你可以具体想象一种保护或护身盾，或者某种壁垒或隔板，这就可以防止影响力的透入。在这个实验当中，参与者按指示设法以"屏蔽"自保，对抗两位实验者的影响意图，不使自己的皮肤电活动水平提高。另一组受试者也做了相同的尝试，不过他们接受的指示是，别想阻隔任何远距离的影响力。负责施加影响力的人并不知道有谁在阻隔他们的意图，也不知道哪些人没有这样做。实验结束之后，屏蔽组所表现的生理效应，远低于任凭自己受到影响的那组。

早期超感官知觉研究全都酝酿出一种心理收音机模型，其中有一名受试者对他人传送思维。这时布劳德便相信，与之相较，事实还要复杂得多。显然，传送者的意识和其本身能够对无条理组织的接收者施加有序影响。还有一个潜在效应，那就是这一切自始至终全都存在，而且是栖身于某种场中，那就像是零点能量场，必要时便可以接通、调动。这就是戴维·波姆的观点，他提出一个假设，认为所有信息都存在于某种无形领域，或位于高等现实（隐含秩序层）之中，不过也可以应对需求，唤出有效信息，就像招来消防队，这时信息就有必要，而且也有意义。布劳德猜想，答案或许是后面这两项的混合——某种包含万有信息的场，以及人类提供信息的能力，而这类信息便有助于更妥善地安排他人和其他事物。就一般知觉机能而言，我们的脑部树突网络对于从零点能量场接收信息的能力有严格限制，就此普里布拉姆已经提出明证。我们只能调到有限的频率区段。然而，每当意识出现变化——冥想、松弛、做梦——都要松动这种束缚。根据系统理论学家拉兹洛的见解，我们就像是一台收音机，而且这时我们的"频宽"也扩增了。我们脑中接收的性能得到提升，得以在零点能量场中接收更多种波长。

在我们与他人维持（布劳德所检视的那种）深厚的人际关系期间，我们的信号接收能力也提升了。当两人"松动"他们的频宽，试图建立某种深厚的联系，他们的大脑模式也变得高度同步。

墨西哥也完成若干类似布劳德的研究，其中有两位志愿者配对为一组，分别待在不同的房间。两位参与者按指示去感受对方，并由脑电图仪来测量他们的脑波，读数显示双方开始同步运作。与此同时，两位参与者脑部两半球的电性活动也各自同步运作，这种现象通常只在冥想期间出现。不过，脑波模式最一致的参与者，才最能影响另一个人。最有序的大脑模式，始终是占上风的。

在这种条件下，便确立了某种相干域，这就很像水分子的情况。原有的区分的界限被跨过了，配对组成员的大脑，和他们本身的分离信息都不再那么一致，却变得更容易接收另一人的信息。实际上，当他们从零点能量场收到别人的信息时，那仿佛就变成了他们自己的信息。

## 和宇宙"对话"

就如量子力学主宰着生命系统、量子测不准原理和概率一样，在我们所有身体变化过程当中也都扮演着重要的角色。我们是会走动的随机事件发生器。我们这辈子不管在任何时刻，不论是哪个构成我们心理和身体的显微过程，都可能会受到影响，由许多路径择一而行。就拿布劳德研究的情况来说，其中两个人有"同步化"频宽，而同调（或秩序）程度较高的观察者，则能够影响较无条理组织的接收者的行动概率。布劳德的配对组较有条理次序，他们就会对比较无序的人的某种量子态产生影响，敦促他们朝着较高秩序发展。

拉兹洛认为，采用这种"扩展的"频宽理念，便可以解升好几个谜团。这几个事件都有详尽的报告，内容提到有人接受回溯治疗，或宣称拥有前世记忆，而这类现象大半都是发生在非常幼小的孩童身上。有些脑电图研究以不到五岁的幼童为对象，结果显示他们的大脑都固定采取 α 模态运作的方式——这在成年是属于变动意识态，而非普通成人意识的 β 模态。孩童很容易接纳宇宙能量场中的信息，其能力远超过一般成年人。事实上，孩子在日常活动中始终是处于固定的幻觉状态。若是某幼童宣称自己记得前世事件，或许他是分不清哪些是自己的经验，哪些则是别人的信息——而这正是储存在零点能量场中的内容。或许有某种常见特质——如一种缺憾或特殊禀赋——能够触发联想，于是这个孩童就接收到这些信息，就好像那是他本人的前世"记忆"。这并不是轮回转世，而只是偶然调校对准别人的无线电台所致，这是任何时刻都有办法接收众多电台信息的人士所表现的本领。

布劳德研究暗含的模型，描绘出一种——就某个程度而言——受我们控制的宇宙。我们的希望和意图，造就出我们的现实。通过善加运用，让我们拥有快乐生活、阻隔惹人不快的影响的力量，也让我们都能够待在善意护栏内。布劳德认为，要当心你许的是哪种愿望，我们每个人都有办法让愿望成真。

布劳德以他特有的随性、沉静的方式，开始测试这个观念，并运用意向来促成特定结果。他发现，似乎只有当他温和地许愿，而不是运用毅力强求之时，测试才能成功。这就像是你期望自己能够入睡，愈努力尝试，对入眠过程的干扰就愈大。布劳德认为，人类似乎是在两个层次运作——世间的艰苦、强求层次，还有宇宙能量场世界的放松、被动、包容层次，而这两者似乎并不相容。过了一阵子，布劳德所期望的结果似乎愈来愈容易实现，超过单凭运气的预期值，同时他也逐渐以"许愿行家"闻名于世。

布劳德的研究为其他许多科学家提供了证据，进一步确认他们也逐渐明白的真相。我们天生的状态就是种关系——探戈关系，一种相互不断影响的状态。如同我们的次原子粒子成分都不能和周围的空间与粒子区隔一样，生物也不能彼此分离，孤立存在。相干性较高的生命系统能够交换信息，并为失序、随机或混沌的系统创造或重建相干性。生命界的自然态显然就是秩序——朝向较高相干性的驱动力量。负熵显然就是最强大的作用力。借由观察和意向举动，我们得以向世界拓展一种超辐射作用。

这种探戈舞动，除了扩充到我们的肉身，显然也延伸到我们的思维之中。我们的清醒时刻，还有我们的梦境，或许也是所有人的共通体验，而且还与古往今来所有活过的人进行分享。我们和宇宙能量场不停地进行对话，从那里取得东西，也让它更丰富。人类的许多伟大成就，或许都是肇因于某人突然开窍，得以取用共享的累积信息——位于零点能量场的集休努力的成果，于是我们认为这就是灵感涌现的时候。我们所说的"才华"，或许只是更善于运用零点能量场的能力。照这样看来，我们的智力、创造力和想象力，都不是仅被束缚在我们的脑中，其实那就是与宇宙能量场互动的现象。

布劳德的研究所提出的最根本的问题和个别性有关。我们每个人的界限是到哪里为止，起点又何在？倘若所有结果，每起事件都是种关系，而思维则是种共有过程，那么或许我们就必须保持善意的健全社群，才能在世上妥善运作。另外还有许多研究也都证明，参与健全社群活动是极为重要的健康指标。

宾夕法尼亚州小镇罗塞托是这方面最有趣的实例。这个小镇的居民，原本都是从意大利同一地区移民迁入，而且他们的文化也随着镇民而被完整地移植了过来。小镇凝聚了同舟共济的小区意识，居所无论贫富，始终紧密相依，而且似乎就是这种相互关联的感受，让妒忌心削减到了最低。罗塞托的健康记录十分惊人。尽管小区内有几项高风险影响因子——抽烟、经济压力、高脂肪饮食，但小镇居民的心脏病发病率却不到相邻城镇的一半。

过了一代，小镇居民的凝聚力瓦解，年轻人不再有那种小区意识，不久之后，那里开始转变成典型的美国城镇——孤立个体所组成的集合。与此同时，心脏病发病率也迅速攀升，达到相邻城镇的水平。在那宝贵的几年期间，罗塞托曾经一度是个有凝聚力的小镇。

布劳德证明，人类闯过了个体的边际。不过他还不清楚，我们能够走多远的距离。

# 第八章　扩大眼界

　　斯坦福大学物理系一栋建筑的地下室内，全世界最细小碎片的最微弱振荡正在接受测量。测量次原子粒子所需的仪器，样子完全像是约一米大的手动搅拌机。这台磁强计和一件输出装置相连，其输出频率就是磁场变动率的计量值。数值摆荡十分微弱，在一台 x-y 记录器、一条描记图纸带上费劲地绘出缓慢波荡的 S 形曲线，还带了恼人的规则性。在外行人眼中，夸克是固定不动的：图上始终没有任何改变。非物理学家见了这种小器具，或许会认为那就像是种强化版摆锤。

　　斯坦福一位叫阿瑟·赫巴德的物理系学生认为超导差动磁强计是博士后研究事业的好课题，于是他申请赞助来设计一种能够阻隔万物，仅容电磁场中能进行磁通穿透的仪器，只要有夸克偶然经过，都会生成这种磁通。不过，任何人只要了解夸克检测方式，都明白这项工作相当棘手。实验时几乎要完全阻隔宇宙间永无止境的电磁噪声，这样才能听到次原子粒子轻柔的、无可比拟的语音。要做到这点，磁强计内部就必须有层层屏蔽，重重包覆——铜质屏蔽、铝质外壳、一层超导铌质屏蔽，甚至还有 $\mu$—金属屏蔽——这是种特别能够约束磁场的金属。接着这台仪器就被埋在实验室地下的混凝土井中。超导量子干涉仪在斯坦福带了一丝神秘气息——看得到，却不能理解。还没有人公布过这台仪器复杂的内部构造。

## 和灵性导师的实验

对哈尔·普索夫而言，磁强计就是夸克捕快。他认为那是种理想的测试仪器，可以用来检验有没有心灵能力这种东西。他的心胸宽大，连意志力都不排斥，还着手测试这是否灵验，然而他却不是真正相信。普索夫在俄亥俄州和佛罗里达州长大，不过他经常说，自己是来自密苏里州——"索证州"（Show Me State，密苏里州别名），极端猜疑成性的一个州。拿出证据，证明给我看，给我看这是怎样运作的。科学原理是他安逸的避风港，是让他掌握真相的最佳途径。装设在磁强计周围的多重屏蔽，会成为英格·斯温的终极挑战，他将在当天下午乘机从纽约飞来。然后普索夫就要对斯温出招，看他能不能改变一个机器的模式，干扰这种可以阻截万物、唯有原子爆裂才能渗透的机器。

那是在 1972 年，也就是普索夫还在斯坦福研究院开始构思他的零点能量场理论的前一年。在那个时期，在他还没有想到量子零点起伏的含义之前，普索夫已经对生物之间也许存在相互关联性的课题感兴趣。不过在这个阶段，他还没有真正找到研究的重心，更别提理论了。他曾经涉入速子研究，那是种移行快过光速的粒子。他曾经揣摩，是否能够以速子来解释他读到的研究成果，那些文献指出，动植物能够做某种实时沟通，就算相隔几百公里，或以各种方法阻隔、屏蔽也都办得到。普索夫曾经认真思索，希望了解自己是否能够以量子论来描述生命过程。就像米切尔和波普，他也始终都在揣摩，既然宇宙间的一切事物，追根究底都带有量子特质，那么这就表示，生物之间肯定具有非定域效应。他曾经从各方面来推敲一种观念，倘若电子具有非定域效应，或许这就意味着世界上有大规模的异常现象，特别是在生物体内——能够实时取得或接收信息的某种方式。当时他心中只是想以一种朴实的研究来测试这项假说，大体上就是采用些许藻类来实验，最后比尔·丘奇被说动投入一万美元来赞助这项研究。

普索夫把研究计划寄给纽约的克里夫·巴克斯特。巴克斯特是多重波动描记仪专家，曾经为了好玩完成了几项研究，检视植物会不会在标准测谎器上留下任何"情绪"记录——电信号，就像人类面对压力时所做的反应。就是这类研究让普索夫醉心不已。巴克斯特试过烧灼一株植物的叶片，接着测量其电流反应，他对人测谎时，就是采用这种做法来记录皮肤反应。结果非常有意思，植物也在多重波动描记仪上留下了高涨压力的记录，和人类的手被烧灼时会产生的反应相同。普索夫觉得另一种现象更为奇妙，巴克斯特也尝试去烧灼没有连接描记设备的相邻植物。原来那株植物，仍然和多重波动描记仪相连，结果这次也记录下了"痛楚"的反应，这种反应和它本身叶片被烧灼时的反应相同。普索夫认为，这就暗示第一株植物是借由某种超感官机制来接收这个信息的，并表现出共情作用。这似乎点出生物之间有某种相互关联性。

"巴克斯特效应"也会在植物和动物之间表现出来。当某处的碱水虾突然死亡，其他地方的植物，似乎能够即刻知情并表现出来，于是便在标准心理电反应仪器上留下了记录。巴克斯特曾经以草履虫、真菌和血液样本为对象，彼此相隔几百公里来进行这类实验，结果每次动植物之间都会出现某种神秘交流。这就像《星球大战》系列影片，每当有人死亡，都会在宇宙能量场中留下扰动的记录。

就在斯温来找巴克斯特的那天，普索夫的藻类实验提案恰好就摆在巴克斯特的书桌上。斯温其实是位艺术家，他一直和纽约市立学院的心理学教授葛鲁德·施迈德勒合作进行超感官知觉实验。斯温飞快翻阅普索夫的研究计划，好奇之下便提笔写信给他，信中还提到，不知道普索夫对无生命物质和生物的共同之处是否感兴趣，是否想看看他已经开始进行的几项心灵现象实验。斯温本人做过几项离体实验，而且结果还不错。普索夫深感怀疑，不过还是大胆采纳了他的建议。他联络丘奇，询问他能不能修改研究计划，提供一些赞助费，让斯温飞来加州待一个星期。

斯温的身材矮胖，待人和蔼可亲。抵达时他身着奇装异服，头戴白色牛仔帽，还穿了白色夹克和李维斯的牛仔裤，就像摇滚巨星大驾光临。普索夫愈来愈相信，他这是在浪费丘奇的赞助费。斯温到达之后两天，普索夫带他到物理系的瓦利安楼地下室。

普索夫指着磁强计，请斯温设法改变机器的磁场。普索夫解释说，只要有变动，都会在输出纸带上显示出来。

斯温一开始还感到不安，不知道是否能办得到，因为他之前从来没有做过这类事情。他说，首先他要用心灵透视机器装置内部，深入了解该怎样影响它。就在他进行之际，S形曲线的频率突然加倍，用时约为45秒——斯温集中精神的时间很长。

温斯能够使机器的场变化（反映在S形曲线上）停止吗？普索夫问他。

斯温闭上双眼，集中注意力45秒。就在这期间，机器的输出装置不再描绘出等距波峰波谷：图表描出一道很长的高原线。等斯温一松手，机器又恢复了常态S形曲线。他解释说，当他检视机器内部，集中注意不同组件，这时他就有办法改变机器的行为。在他讲话之际，机器又录下双倍频率，然后是一道双倍凹线——斯温说，这和他集中注意机器里面的铌球有关。

普索夫要他别再去想它，然后花几分钟时间和他谈点其他的事情。常态S形曲线又恢复了。"现在集中注意磁强计。"普索夫说。描记线条开始猛烈摆荡，乱涂乱抹。普索夫要他别再去想它，于是缓慢的S形曲线又恢复了。斯温信笔画了张草图，还说这就是他所"看到"的设计，机器的内部构造，然后又说他累了，询问能不能就此停工。随后3个小时，机器的输出恢复了单调、稳定的规律曲线。

当时周围聚集了一群研究生，他们认为有某种古怪的电磁噪声溜进系统，这些变化只不过是偶然造成的。然而，后来当普索夫把草图拿给赫巴德核对时，证实草图的确精确无误。

普索夫不知道该怎样解释。显然，在斯温和磁强计之间，出现了某种非定域效应。他回家之后，字斟句酌地就这个课题写了一篇报告，然后拿给他的同事传阅，要他们提供意见。他所见的现象，通常是以离体经验相称，甚至还有千里眼之名，不过，最后他选定一个不带情绪的中性名词，指称这种现象为"远距观察"。

## 最理想的间谍人选

普索夫的实验让他投入一项13年计划，和他的零点能量场研究齐头并进。这项实验的目的，是要验证人类能不能摆脱现有的一切感官机制来看物体。普索夫明白，他是碰巧发现了人类的某种特质，而且和巴克斯特所观察的效应也没有相差十万八千里——那是某种与无形事物的瞬时连接。远距观察和他一直在推敲的理念似乎一贯都是相符的，看来生物之间具有某种相互关联性。许久之后，他还会私下揣摩远距观察和零点能量场是否有什么关系。不过就当时而言，他的兴趣只着眼于眼中所见是否为真，还有这种作用可以拓展到什么程度。若是斯温看得出磁强计的内部构造，他是否有可能将大千世界尽览无遗？

普索夫无心插柳，促成美国展开历来最大的谍报计划，试图运用"千里眼"来刺探敌情。他传阅报告之后过了几周，两位中央情报局探员身着蓝色西装，手中挥舞着那份报告来到他的门口。一个探员告诉他，中情局对俄国人的大量超心理学实验愈来愈感到忧心，那些实验是由苏联国防单位赞助完成的。根据他们所投入的各方资源分析，俄国人深信有办法以超感官知觉来破解西方阵营的一切机密。能够突破时空阻隔，眼见耳闻事物、事件的人，完全就是理想的间谍人选。国防情报局才刚传阅了一份报告《受控攻击行为——苏维埃联邦》，这份报告预测，苏联借由他们的心灵研究，或能探出最高机密文件的内容、查清部队和舰队的调动、军事设施的位置，还有将校军官的想法。说不定他们还能够从远距之外射杀人员或击落飞机。中情局有许多高级长官都认为时机已经成熟，美国必须效法做深入钻研，但是多数实验室都对他们一笑置之。美国科学界没有人愿意认真看待超感官知觉或千里眼。中情局认为，倘若他们不严肃以对，俄国人或许就会取得优势，往后美国将永远无法迎头赶上。中情局四处寻觅，想在学术圈外找个小型研究实验室，期望他们愿意进行一项小型的低调研究。斯坦福研究院（还有普索夫当时的兴趣）似乎最为理想，可以投入这项工作。普索夫甚至还通过了安全核查，他们认为他忠贞可靠，理由是他在海军有情报工作经验，而且还曾经为国家安全局工作。

两位探员敦请普索夫进行几项简单的实验，大概就只是猜猜盒子里面藏了什么东西。倘若他们猜得中，中情局就愿意赞助他们进行一项前导计划。后来，这两位来自华盛顿的先生，便看着斯温正确道出盒中藏了一只蛾。这让中情局印象深刻，他们投入将近 5 万美元，赞助一项前导计划，预计将进行 8 个月。

普索夫同意继续进行猜盒子实验，并与斯温进行尝试，这些实验延续了好几个月。斯温努力描述盒子里面藏的是什么东西，结果相当精确——远比单凭猜测所能达到的程度高。

到那个阶段，已经有一位同事加入了普索夫的阵营，他叫拉塞尔·塔尔格，专门研究激光物理学，也是为希尔凡尼亚检测中心开发激光的先驱人物。于是又一位有志钻研光线穿越空间的效应的物理学家，对于心灵可能突破辽阔距离的假设同样深感着迷，或许这并非偶然吧。他也和普索夫同样通过了安全查核，可以放心让他从事机密作业，理由是他曾经参与过希尔凡尼亚的国防研究。塔尔格十分消瘦，身高达 1.95 米，满头蓬松卷发，额前头发后梳——他是黑发版的阿特·加丰科，和普索夫的强壮版保罗·西蒙相映成趣。两人雷同到此为止，塔尔格脸上始终戴着一副厚重的墨镜，他的视力极差，符合法定盲人的标准。就算他戴上眼镜，矫正功能也只是杯水车薪，视力依然谈不上正常。他极差的视力，或许也造就了他的内觑本领，于是他才能够在脑海中看到那么清晰的影像。

塔尔格是个业余魔术师，这培养出了他探究人类意识本质的兴趣。他有许多次登上舞台，从观众中选出帮手，对他们表演魔术，尽管实际所用伎俩是他炮制的，但在表演期间他却猛然醒悟，其实他所知的信息超过自己的耳闻所得。有时他会假装自己位于猜测地点来解答问题，接着，他突然间就会有明晰意象在脑海中浮现。他自行产生的内在影像，毫无例外都是对的，这自然而然让他魔术师的声名更响亮，然而，这也给他带来许多疑问，他想不通怎么会出现这种现象。

斯温一向都想针对自己的能力认真做个试验——这就会更贴近中情局的想法，测试远距观察的妥当运用方式。他想到要使用地理坐标，以这种干净利落、不带情绪的做法，直截了当地说出定点。普索夫和塔尔格对这种见解都不以为然。倘若他们给他坐标，而斯温也猜中地点，说不定这只表示他记得地图上的一处位置——或许他有过目不忘的本领。

他们做了几次试验，结果都杂乱无章，斯温严重偏离目标。然而，做了50次试验之后，斯温开始有进步。等到他猜出第100组坐标，普索夫赞叹之余便拿起电话联络克里斯托弗·格林，恳请这位中情局科学情报部分析师，让他们为中情局进行一次真正的试验。尽管格林半信半疑，但他还是同意提供给他们一组地图坐标，而且坐标代表的场所，连他本人都不知道。

几小时之后，一位化名为汉克·特纳的同事，应格林之请在一张纸上写下一组数字。这组数字是极端精密的坐标值，经纬度精确到分毫水平，只有特纳知道那个地方在哪里。格林收下那张纸，拿起电话打给普索夫。

普索夫让斯温在斯坦福研究院一张桌子旁边坐下，然后把坐标给他。斯温一边吞云吐雾，偶尔闭上双眼，一边不时在一张纸上涂鸦，他描述乍现的几幅影像："一片山冈和绵延丘陵""东边远处有一条河流""北边有一座都市"。他说，那个地方看起来很怪，"有点像是军事基地周围的那种草坪"。他的印象是，那里有"老旧的地下碉堡四处散布"，或者也可能只是"一处有顶盖的库房"。

第二天，斯温又在家里尝试，并记下他的印象，写成一篇报告拿给普索夫。这次他同样模糊地觉得地下有某种东西。

几天之后，普索夫接到帕特·普赖斯打来的电话，普赖斯是个建筑承包商，住在塔霍湖区，他也栽培圣诞树。普赖斯自认为有远距观察的本领，他曾有一次在讲堂上见过普索夫，这次打电话来，是想要出力帮他们进行实验。普赖斯气色红润，爱讲俏皮话，是个50岁出头的爱尔兰人。他说，多年以来，他一直在成功地使用自己的一套远距观察术，甚至还可利用这种方法来抓罪犯。他曾经在洛杉矶近郊的伯班克短暂担任警方专员。执勤时，普赖斯会待在调派室，一有犯罪通报，他就在心里扫视整个都市。一旦确定一处地点，他便立刻在心中调派一辆警车前往现场。当然，他宣称自己逮到了犯人，他锁定的对象正是在他脑海中所见的现场被擒的。

普索夫一时兴起，把中情局给他的坐标告诉了普赖斯。3天之后，普索夫收到普赖斯寄来的包裹，邮寄日期是在他们讲话的第二天。包裹装了多页文字描述和素描。普索夫明显看出普赖斯和斯温描述的是同一个地方，不过却详细得多。斯温的描述非常精确，提到山脉、那个地方位于何处，还有附近是几条道路和一个城镇。他甚至还描述了那里的气候。不过，普赖斯真正感兴趣的是一处山顶地区的内部。他写道，他认为自己是看到一处"地底储藏区"，里面有多种东西，而且隐藏得很好，或许是"刻意为之"。

"看来就像是从前的导弹发射场——发射基座还在那里，不过如今那里面是记录储藏区，有缩微胶片和档案柜。"他写道。他还描述出铝制滑门，门扇尺寸就和房间一般大，以及里面储藏的东西，甚至还有钉在墙上的几幅大型地图。

普索夫打电话给普赖斯，要他再看看能不能取得更为明确的信息，比如，代号或官员的姓名。他想把结果拿给格林，必须有细节才能消除他的疑虑，不留下丝毫疑点。普赖斯探查出一间办公室的详细资料，回来后报告给了普索夫：文件名称为

"弗莱特瑞普"和"迈纳尔瓦",那是档案柜内档案夹标签上的名字,也就是使用室内办公铁桌的上校和少校军官的姓氏。

格林拿这份资料给特纳,特纳边读他们的报告边摇头。普赖斯和斯温两人都错得离谱,他说他给他们的坐标,只不过是他避暑小屋的位置。

格林离去后,特纳一直无法明白斯温和普赖斯所描述的地方为何如此相似。那个周末,他和妻子开车出城到达那处地点。从坐标位置沿着一条土路开了几公里,他看到一面官方设立的"禁止进入"标志。那处场所看来和两人描述的一模一样。

格林开始打探那个地方的消息。紧接着他就被卷入一场国防泄密的火热调查行动中。斯温和普赖斯正确描述的地点,是五角大楼一处庞大的地下机密设施,位于西弗吉尼亚州的蓝岭山脉,由国家安全局派遣密码破解人员进驻,负责截听国际电话通信并控制美国间谍卫星。看来他们的心灵天线,在原有坐标位置收不到值得注意的数据,于是便扫描该地区,他们调整波长,最后才对准某种与军事相关的设施。

几个月来,国家安全局都深信,普索夫和塔尔格,甚至连格林本人,都是从那处设施的某内部消息来源收到了这项数据。普索夫和塔尔格都通过忠贞安全核查,他们的朋友和同事也都受到盘查,探询他们的政治倾向。最后普赖斯只好给国家安全局一些甜头,以安抚他们。于是,他们提供了俄罗斯国家安全局机构的秘密设施的详细资料，这是一家位于北乌拉尔山脉的苏联作业单位。

"潜入"俄国军事现场？

西弗吉尼亚州事件之后，中情局最高层官员都十分信服，决定做一次真正的实地测试。有一天，合约控管组派一个人带着地理坐标来到斯坦福研究院，那是中情局高度重视的苏联机构的位置。根据所得信息，塔尔格和普索夫只知道那是处研发测试机构。

他们想测试的对象是普赖斯。塔尔格和普赖斯前往项目室，项目室位于无线电物理学建筑的二楼——房间墙壁装有双层铜质电屏，若是有人发出高频电磁场来进行远距观察，这种屏蔽就能阻绝其功能。塔尔格启动记录带，普赖斯取下金属框眼镜，靠着椅背轻松坐定，从口袋取出一条雪白的手帕，把眼镜擦干净，接着闭上双眼，整整过了一分钟才开始讲话。

"我躺在一栋两三层砖楼的屋顶上，"他梦呓般地说，"天气晴朗，阳光很舒服。一台巨大的起重吊车在我上方移来移去……然后我飘向空中向下看，看到起重吊车沿着轨道行驶，建筑两侧各有一条铁轨。我从来没有见过这种东西。"接着普赖斯画下建筑的布局，还特别注意他一直形容为"起重吊车"的设备。

两三天后，当他们在那个地点完成工作，塔尔格、普索夫和普赖斯立刻得知了一个惊人的消息，他们奉命探查的场所，竟然是中情局推测的"疑似地下核试验场"。那个地方把中情局搞得心神不宁。美国情报单位的一切火力，全都投到了这个地方，他们想知道里面究竟是在做什么事情。结果发现，普赖斯所画的图和卫星照片极其相符，甚至连一批压缩气筒都一览无遗。

看完建筑外观，普赖斯并没有就此停止。他的描述还包括室内的情况。他看到工人的影像，他们辛苦劳动把金属块焊接拼合，想组装成直径约18米的金属球，组件造型就像水果瓣。然而零件却扭曲变形，普赖斯认为，他们是想找出能够低温焊接的材料。

官方人员对此完全没有概念，没有人知道这处设施里面究竟是在做什么，而普赖斯也在一年之后去世。不过，两年之后，空军的一份报告外泄，《航空周刊》杂志得知中情局使用高分辨率侦察卫星的实况，最后这便证实普赖斯所见为真。那群卫星是用来观察苏联挖穿坚硬花岗岩地层的作业情况的。他们还观察到附近的建筑，里面正在制造庞大的钢块。

《航空周刊》报道说："这些钢质断片都是一个大型球体的组件，球体直径约为15米。"

美国官员认为，这类球体是吸收、储存能量的必要装备，所储能量则是来自核驱动爆炸或脉冲动力发生器。当初美国有几位物理学家认为，苏联并没有办法把构成球体的钢块焊接拼合，而且容器成品的强度，还要足以耐受核爆融合过程很可能生成的高压，更由于要焊接的钢板极厚，因此是难上加难。

当中情局得知普赖斯的草图和卫星照片极为贴近，他们便假定他所见的球体，肯定是要用来制造原子弹的，一个接一个的假设，促使里根政府运用想象力，想象出后来所谓的星球大战计划。但是就在投入几十亿美元之后，情势突然出现变化。谢米巴拉金斯克，也就是普赖斯所见的现场位置，根本就不是军事基地。俄国人的确是努力想开发原子能火箭，却是用来进行载人火星勘探任务的。那批火箭全都是作为燃料使用。

无远弗届的远距观察者普赖斯没办法告诉美国政府谢米巴拉金斯克的功能为何，而且他死得太早，来不及告诫他们要放弃星球大战计划。不过，就塔尔格和普索夫而言，谢米巴拉金斯克观察作业，不只是让他们浅尝心灵侦察监视功能，其中的意义还要更为深远。这是一个确凿证据，让他们认识远距观察的运作方式。这个证据显示，一个人有办法根据世上任何定点的地理坐标，直接观看、体验那里出现的现象，就连全美国无人知晓的地点也办得到。

不过，任意距离是不是太远了？另一个奇妙的实验是由斯温完成的。斯温也有兴趣测试他们的假说，验证人类指向标是不是个必然要素，是不是现场必须有人，远距观察的人才能收到信号。他提出一个大胆建议——这项测试恐怕要逼他使出浑身解数。既然国家航空航天局就要发射先锋十号，进行近木星飞越任务，那么抢先一步设法观察木星又有何不可？

实验期间，斯温坦承自己看到木星周围有一道环，他觉得很尴尬，不过还是把它画了下来。他告诉普索夫，或许，他看到的是土星，自己注意的方向错了。没有人打算认真研究斯温画的那张草图，直到国家航空航天局执行任务时发现木星周围确实有一道环，这才改观。

斯温的实验证明，现场不必有人，而且事实上，人类也几乎可以跨越一切距离来"见到"或取用信息——这就是米切尔在往返月球途中，进行卡片试验时所发现的现象。

普索夫和塔尔格想要拟出一套远距观察科学协议。他们逐渐从坐标转移到场所。他们做了一个档案盒，里面包含 100 个目标场所——房屋、道路、桥梁、地标，这些目标场所从斯坦福研究院半小时之内都可以到达，分布于旧金山湾区到圣何塞之间。所有资料都是由一名独立实验者准备、密封，接着就锁进保险箱中。目标现场是以电子计算器来决定，由程序随机选号，据此从许多场所当中随机选出一处。

实验当天，他们便把斯温或普赖斯关进项目室。其中一名实验者和斯温一起留守，由于塔尔格的视力很差，因此通常就是由他留守。同时，普索夫和一个计划协调人便取出密封的信封前往目标现场，而且地点并不让志愿者或塔尔格知道。普索夫负责扮演注意焦点的"指向标"角色——他们希望借助斯温或普赖斯的熟人，因为这样当他们设法找出现场时，才有目标来调校对准。到了约定开始的时间，还有在往后的15分钟之内，斯温便按指示设法画出所见，并对着一台录音机描述他对目标现场的一切印象。塔尔格对目标小组所在位置也一无所知，因此他可以自由发问，不必担心无意之间透露线索，让斯温推出正确答案。目标小组回来之后，马上就带着远距观察组前往目标现场，这样他们就可以获得直接反馈，知道自己先前凭空想象的精准程度。斯温的追踪记录令人惊讶。在一次又一次测试当中，他都精确地认出了目标现场。

过了一阵子，改由普赖斯扮演首席远距观察员。普索夫和塔尔格同他进行了9次尝试，依循他们固定使用的双盲协议，前往密封目标现场，这些地方全都位于帕洛阿尔托市附近——胡佛塔、一处自然保留区、一个射电望远镜观测站、一处小艇码头、一处收费站、一家汽车电影院、一个卖手工艺品的广场、一座天主教堂，还有一家游泳池活动中心。根据独立评审小组裁决，普赖斯在九次当中成功辨认出7次。其中有几次事例，如胡佛塔那次，普赖斯还认出那个场所并正确讲出了其名称。普赖斯的特点是精确性高得惊人，还能通过前往现场的伙伴的双眼来"观看"。有一天，普索夫前往一个小艇码头，普赖斯闭上双眼，接着便睁眼并脱口而出："我看到湾岸防浪堤旁的小型停泊区或小艇码头……"

普索夫还拿细节来测试普赖斯。他让格林——中情局老板——胸前口袋装一张纸，再搭小飞机起飞。当时他已经知道，远距观察几乎是不可能正确认出数字和文字的。然而，这个普赖斯却逐一标示了出来，甚至还按照次序排列。他只针对一点发过牢骚，他觉得有点晕船，还画了一种奇特的十字架图像，并因为它前后摆动的影像而感到不舒服。原来格林脖子上挂了一个"安卡"（一种古埃及十字架），这和普赖斯画的图像吻合，想必那条项链在飞行期间都是在猛烈摇晃。

## 人皆有之的本领

尽管普赖斯和斯温所得的结果都令人赞叹，中情局还是想要再多加琢磨才能心服口服，相信这种本领并不局限于天生奇才，他们也不至于（陷入更糟糕的情况）误以为这是某种巧妙的骗术。中情局合约控管组有两个人提出问题，想知道他们能不能亲自动手做试验。普索夫觉得这个想法很好，他一直希望能以普通人为对象，看他们能不能进行远距观察。两位科学家都受邀各参与3次实验，而且练习之后两位也都有进步。第一位科学家正确认出了儿童旋转木马和一座桥梁，第二位则认出一架风车。总共在5次实验当中，有3次是直接命中，还有一次是接近命中。

中情局的测试研究成功，这时普索夫和塔尔格开始遴选普通志愿人员，有些人天生就能做远距观察，只是还没有经验，另有些人则没有天分。1973 年年末和 1974 年年初，普索夫和塔尔格选出 4 位普通人，其中三位是斯坦福研究院雇员，另一位是塔尔格的朋友、摄影师海拉·哈密德。哈密德之前从来没有参与过心灵研究，最后却发现她天生擅长做远距观察。根据独立评审小组裁决，在 9 个目标里面，哈密德正确认出 5 个。

有次普索夫因公出差前往哥斯达黎加，他决定将这趟行程当作长距离目标。他每天下午一点半（太平洋日光节约时间），都详细记录当时所在位置和活动行程。与此同时，哈密德或普赖斯便按指示，在每天相同的时刻，描述、绘制普索夫博士所在的位置。

有一天，哈密德和普赖斯都没有出现，塔尔格便代理他们扮演远距观察者的角色。他出现了一种强烈的感受，觉得普索夫是在一个海洋或沙滩，而其实他也知道，哥斯达黎加大半范围都是山区。尽管不太相信结果，他还是形容那里是一处砂质海滩上的一条飞机跑道，跑道一边就是海洋。当时，普索夫确实是更改了既定行程来到一个近海岛屿，在预定时间抵达小岛上的一个机场。全盘审视塔尔格所形容、描绘的机场，除了一项错误之外全都正确。唯一的小差错和他的机场素描有关，他画的那栋建筑呈半桶形，看来就像是瓦楞铁顶拱屋，实际上那栋建筑却是方形的。在随后的行程期间，普索夫曾经待在池畔休闲，还有次是开车穿越火山山脚的热带森林，这两处位置哈密德和普赖斯也都正确指出。甚至他们还指出他所住旅馆的地毯的颜色。

　　普索夫总共遴选出 9 位远距观察者，他们多数都是第一次参与，之前并没有丝毫经验。这群人总共完成 50 多次尝试。这次也是由公正的评审小组，拿受试者的描述副本来与目标场所进行比对。描述内容有些并不精确，不过都只是细节误差，精确度足以让评审小组裁定描述内容和目标场所明确相符者约达半数——所得结果显然绝非偶然。

　　接着普索夫还做了其他安排，辅助评定这项观察是否正确。他在斯坦福研究院找了 5 位和这项计划无关的科学家，要他们进行单盲比对。这组科学家拿到远距观察者所述内容的副本和素描——全都未经编排，也不做标示，他们还轮流前往目标现场，据此来比对远距观察描述和九处目标现场是否相符。评审小组判定，其中有 24 组副本和目标现场相符，而预期值则是五组。

　　普索夫和塔尔格逐渐改变想法，相信这是事实。人类显然都有潜藏本领，能跨越任意距离，见到任何地方，有没有天分都一样。天资优异的远距观察者，显然能够探入某种意识架构，于是他们就观察得到世上任何角落的景象。不过，由他们的实验免不了要得出一个结论，那就是只要经过启蒙，不管是谁都有能力办到——就连对这整套理念十分怀疑的人也一样。最重要的因素，显然就是要放松，甚至带点玩乐气氛，还要刻意避免让观察者感到焦躁或顾虑预期结果。哪怕万事俱备，还是需要些许练习。斯温本人也是过了一阵子，才学会分辨信号和噪声——他凭直觉就能够分辨哪些是他的想象，哪些就是场景的内容。

### 精确验证

普索夫和塔尔格以科学的方法处理远距观察，设计出科学方法来做测试。邓恩和雅恩更进一步改良了这门科学。对他们而言，这种进展是自然显现。邓恩是重做斯坦福研究的先驱人士之一，那时她还在曼德林学院的大学部就读，后来则进入芝加哥大学念研究生，不过还没有前往普林斯顿任职。那次她也是负责普通志愿者，并非针对有天分的人。她借助两个学生完成八项研究，这两个学生都没有心灵禀赋，但结果证明，参与者依然能够正确描述目标位置。当她进入普林斯顿，远距观察也很快就成为普林斯顿工程异常研究计划的研究课题。

雅恩和邓恩最担心的是，他们所采用的协议和数据处理技术不够严谨，非常有可能影响到学生，况且两位参与者也可能在有意无意之间发出"感官提示"。他们决心避开这一切弱点，煞费苦心地做研究设计。他们设计出最新的客观方法来测定成功水平——标准化检测表。除了描述场景并画出图像之外，远距观察者还按指示填写表格，表上列出30道选择题来询问现场细节，目的是要让受试者的描述更充实。同时，待在远处现场的人，除了拍摄照片、提笔素描之外，也要填写同一份表格。有许多次尝试的目标现场，都是由随机事件发生器选定，装进信封封好并交给外勤受试者，接着在远离普林斯顿工程异常研究中心之后才能拆开。另外几次尝试，外勤参与者可以选定目标现场，不过他们要先抵达远方地点才能做选择，而且留在普林斯顿的人，都完全不知道那是哪个场所。

外勤人员回来之后，便由一位普林斯顿工程异常研究工作人员把数据输入计算机，接着计算机便比对外勤人员和远距观察者的检测表，同时也拿两份清单来和数据库里所有人的清单进行比对。

雅恩和邓恩总共进行了336次正式尝试，计有48名参与者参与，而外勤人员和远距观察者的间隔距离，则是从8公里到约1万公里不等，同时还完成了非常详尽的数学分析评估，来判断结果的准确度。他们甚至还确认凭运气获得正确答案的个别概率值。"将近2/3的尝试，正确率超过运气所能解释的。"全盘审视普林斯顿工程异常研究的远距观察数据库，侥幸产生这种结果的概率为十亿分之一。

其中或许有个问题会让人提出批评，那就是远距观察配对组多数彼此相识。尽管参与者间的某种感情牵挂或生理关联因素，似乎能够提高分数，然而某些小组的外勤和远距观察员却是完全陌生的，结果他们也得到了优异的成绩。不像斯坦福研究院的初步研究，这次的实验对象，并无一人具有感应天分。更何况，当目标现场是从大批候选位置当中随机抽出，接着才指派给外勤参与者时，该小组的得分反而较高，超过由外勤人员自行选择的情况。这样一来，得分提高的现象，就不太可能肇因于参与配对组双方拥有共通知识。

雅恩和普索夫同样明白，现有生物学或物理学理论，没有一项能够解释远距观察现象。俄国人已有定见，主张千里眼是借由某种极低频电磁波来观察。这种诠释的问题在于，许多实验的观察者遥视某场所时，都像是在看录像带，就仿佛他们曾经去过那个现场。这就表示，这种现象超出了传统极低频作用范畴。此外，当所用房间墙壁装设特制双层铜质屏蔽，就连低频电波都透不过，结果却减损不了任何人窥探现场的能力，而且描述的充实程度丝毫不减，就连相隔几千公里的情况亦然。

接着，普索夫便在一艘金牛座型潜艇内执行其中两项研究，来测试极低频假设。金牛座型小潜艇可以容纳五名乘员，制造厂商为加拿大的国际流体动力学股份有限公司。已知超过100米深的海水，便能有效屏蔽电磁波，只有非常低频波段才能透过。远距观察员——通常是哈密德或普赖斯——搭乘潜艇出勤，由南加州海岸外的卡达琳纳岛附近海域下潜170米，而普索夫和一位官方合约控管人员，则从一批距离旧金山不远的目标地点挑出一个目标现场。到了预定时间，他们前往现场，待在那里15分钟。这时，哈密德或普赖斯便努力描述，并画图呈现他们的伙伴在800公里外所见的景象。

在这两次事例中，他们都正确认出了目标现场——帕多拉谷一处山顶的一棵树，还有山景市的一处购物中心。这样一来，电磁波沟通途径的观点就很不可能成立，连极低频都很难说得通。海水深达170米，就连非常低频的10赫兹脑电波也会被挡住。唯一不受阻挡的波动是量子效应。既然一切物体都会吸收零点能量场再向外辐射，信息就会从水"屏蔽"的另一侧再向外放射。

普索夫和塔尔格确实有几条线索，能借此探究远距观察的独有特征。首先，斯坦福研究院的远距观察者，显然都各有招牌特性。显然，一个人心之所向与其他方面的性格特性相符。感觉型远距观察员，不管男女都是带着对人的感觉来做观察。某人或许特别擅长描述现场，形容建筑和地形方面的特征；另一位则是专注于对目标现场的知觉"感受"；还有一位则会专注于目标实验者的举止，或者描述他的所感所见，就仿佛他是借由某种方法被传输到那里，还能够由目标对象的双眼看到外界。许多观察员都能做出"实时"反应，仿佛他们是以某种方式来到现场，以目标对象的观点来体验现况。当普索夫在哥斯达黎加游泳时，他们从他眼中看到那幅景象；当他分心欣赏一处风景，不去观看他当时旅游的主要景点时，他们也是如此。这就仿佛他们是带了两人的感受来表现他们自己，这两个人就是他们自己，还有现场那个人。

由信号的作用来看，那就好像是借由某种低频位渠道来传输。他们的实验信息是逐个接收，还往往并不完整。尽管基础信息传输通过，偶尔细节却有些模糊。就一般而言，景象都经过翻转，于是受试者所见也是颠倒的，就好像是用镜子来观看现场。塔尔格和普索夫曾经想过，不知道这和视觉皮质区的正常作用是否有关。就他们所知，传统观点认为脑皮质会颠倒接收影像，接着大脑便翻转景象来修正所见。就这个情况，视觉并非双眼所见，还要由大脑来颠倒影像完成修正。不过远距观察和正常大脑作用就只有这点雷同。许多远距观者都能够改变他们的观察角度，这种情况在他们的控制者略微督促时更为常见，于是他们就能够任意改变高度和角度，或者拉远拉近，就像是架在吊杆上的摄影机。普赖斯第一次针对五角大楼机密地点做远距观察时，刚开始是从450多米的高处看到现场全景，接着才拉近做较细致的观察。

　　远距观察者做得最差的是根据所见来进行诠释、分析。这往往要扭曲他的印象，信息不断渗入，因此他肯定会有猜错的时候。倘若某位观察者认为自己看到的是一座城堡，他就会开始寻找护城河，这个预期或想象，便会取代渠道的接收端。毫无疑问，信息是构成一幅幅影像跨越空间，完整传输过来的。就如普林斯顿工程异常研究和布劳德所研究的现象，这种知觉渠道显然也是运用无意识和非分析型脑区来传输。正如邓恩和雅恩用随机事件发生器所发现的，左脑是宇宙能量场的祸害。

　　当工作结束，回到此时此刻，远距观察者也都累垮了，还出现了知觉超载一类的感受，这把他们完全淹没了。他们就好像是进入某种超意识，一旦他们由此脱身，世界就变得更强烈。天空更蓝，声音更响，一切都显得更真切。那就好像调节校准依稀可辨的信号时，他们的感官功能都调到最高。一旦他们重返世界，他们的感官立刻遭受正常强度的声光信号猛轰。

普索夫开始思索远距观察的可能运作方式，他并不是想要构思出一套理论，他和多数科学家同样都厌恶含糊揣测。不过，我们在部分层级，肯定持有世上万物的一切信息。显然，人类指向标不见得总是必要的。就算只是一组坐标，也能够带我们前往现场。如果我们能够实时看到远方，据此论断，这大有可能是种量子式的非定域效应。经过练习，我们就能扩展大脑的接收机制，得以取用储存在零点能量场中的信息。这套浩瀚密码不停编码并纳入宇宙间所有原子，保藏了世上的一切信息——所有影像、声音和味道。当远距观察者"看着"特定景象，这时他们并不是借由某种方式，把心灵传输到那个现场。他们是见到外勤伙伴所编译的量子起伏码信息。他们是收到宇宙能量场中所含的信息。从某个观点来看，宇宙能量场让我们完整地持有我们的内在宇宙。擅长做远距观察的人，并不是看到所有其他人都见不到的东西，他们只不过是消除了其他分心的事物。

所有量子粒子都是以波动来记录世界，并随时持有世界的片刻影像，而在深奥的量子能级，现场相关事项——目标或地图坐标——便发挥了指向标功能。远距观察者收到目标者所发出的信号，这种信号带有我们在量子能级接收得到的影像。除了普赖斯这种熟手和天才，所有其他人接收的信息都不完整，都是呈现倒置或不完整的影像，就好像是传输出了若干问题。由于这种信息是由无意识的心灵接收，于是通常我们就仿佛是在做梦状态下接收，那是种记忆，或者是突然顿悟——惊鸿乍现的影像，都是整体的一部分。普赖斯看见俄国现场，还有斯温瞥见木星，暗示了一切有助记忆的方式，比如，地图或密码，都可以唤出实际的地点。就如专家能够在瞬间取得不可能的计算结果，或许零点能量场是让我们持有自己内在物理宇宙的影像，然后在某种情况之下，我们便拓展频宽，终至瞥见其部分内容。

斯坦福研究院的远距观察计划（后来纳入科学应用国际公司管辖）延续了23年，而且迄今内情依旧保密。这项计划完全由官方赞助，首先是由普索夫主持，随后是塔尔格，最后则是由埃德温·梅负责。梅是名核物理学家，身材魁梧，之前也为情报单位做过其他工作。1978年，陆军自行设立侦察监测情报单位，代号为"烧烤火焰"，这或许是五角大楼机密等级最高的一项计划，配属人员都自称是心灵现象专家。就在梅任职期间，一个官方人力运用和程序监督委员会，也延揽了一批科学界名人来担任委员，包括两位诺贝尔奖得主，还有两位大学系所主任，全都是由于他们对此抱持怀疑态度才获选。他们的工作是要全盘审视斯坦福研究院的远距观察研究，基于这项职责，他们还享有特权，可以不用事先警示，随时进入科学应用国际公司来杜绝舞弊。所有人的结论都肯定这项研究完美无瑕，其中半数人还认为，这项研究彰显了某种重要现象。不过，迄今美国政府只公开了谢米巴拉金斯克研究，这只占斯坦福研究院文献的极小部分，而且还是经过塔尔格不断斡旋才促成解密。

1995 年，这项计划结束之际，政府出资检讨所得，全面审视斯坦福研究院和科学应用国际公司的所有数据，负责人为加州大学戴维斯分校的统计学教授杰西卡·厄茨，以及对心灵现象不以为然的雷伊·海曼博士。两人都认为远距观察现象的统计结果，远高于凭运气发生的概率值。就美国政府的观点考虑，斯坦福研究院让美国的对俄情报工作取得潜在优势。然而就科学家本身而论，这些结果的意义则远远凌驾于冷战对垒谋略之上。这似乎暗示，由于不断与零点能量场进行对话，我们就像是德·布罗意的电子，也可以同时在所有地方现身。

# 第九章　无穷尽的此时此刻

中情局见了普赖斯在谢米巴拉金斯克的成果后大感震撼，不过让普索夫和塔尔格最为赞叹的却不是这项实验。那项实验是完成于更早的一年，而且只牵涉到当地的一处游泳池，和间谍活动实在扯不上关系。

当时塔尔格和普赖斯都待在斯坦福研究院二楼的铜质屏蔽室内，普索夫和一位同事操作电子计算器，从许多位置当中随机挑出一个地点，这次选定距离约八公里外的一家游泳活动中心，位于帕洛阿尔托市的林柯纳达公园。

过了30分钟，当普索夫大概已抵达目的地时，塔尔格便要普赖斯开始进行实验。普赖斯闭上双眼，详细描述所见，而且所述大、小两个泳池和一栋混凝土建筑的尺寸都与实际尺寸极为接近。从各方角度观之，他的素描都很准确，只除了一项：他强调那里设有某种水净化厂。甚至在游泳池素描中，他还画出转动的装置，并在现场添加了两个水槽。

往后数年，普索夫和塔尔格都假定这完全是普赖斯犯了错，他们都认为这是信号带了太多噪声所致。那里并没有水净化系统，而且肯定连一个水槽也没有。

后来在1975年年初，塔尔格收到帕洛阿尔托市年报，那是一本百年庆纪念专刊，里面列出帕洛阿尔托在过去一个世纪期间的重大市政建设。塔尔格翻阅那本年报，哑然读到："1913年，新建市立水厂在林柯纳达公园现有位置落成。"文章还刊出现场照片，明显看出有两个水槽。塔尔格记得普赖斯的素描并调阅审视，两个水槽正好就位于普赖斯所绘的地点。普赖斯"看到"的那处现场，是50年前的景象，而那家水净化厂的一切证据早就荡然无存。

普索夫、雅恩和其他科学家所累积的资料中有一点相当惊人，一个人不必待在附近，就能影响随机事件发生器，所有结果都不受距离影响。在雅恩的研究中，至少有1/4的参与者位于远处，距离介于一个房间到几千公里不等。然而所得结果和近距离实验却几乎毫无分别，近距离实验的参与者都是待在普林斯顿的实验室中，就坐在机器正前方。

普林斯顿工程异常研究和斯坦福研究院的远距观察研究，也都出现了相同现象。远距观察员的视野能够跨越国界、远隔重洋，甚至进入外层空间。

然而，普赖斯的研究却是更罕见现象的一个实例。这是从普林斯顿工程异常研究和斯坦福研究院等实验室产生的研究，据此推测人类能够"看见"未来或回溯过去。

在我们对自身和对我们所处世界的认识当中，最能一以贯之的理念之一就是时空观念。我们认为生命是种进程，而且能够以时钟、历法和我们生活的重大里程碑来衡量。我们出生、成长、成家生子，还逐步买一栋栋房子、积累财产、养猫、狗等宠物，在此期间，都不免要增长年岁，一步步迈向死亡。这种时间进程最确凿的证据，正是我们的肉体逐渐老化的事实。

有一个一以贯之的古典物理观点则认为，世界是几何状处所，里面充满实体物质，而且彼此之间存有空间。而物体对另一物体的影响作用，就主要取决于两者间隔空间的大小。倘若物体相隔几公里远，彼此就不可能产生实时影响作用。

普赖斯的研究和普林斯顿工程异常研究率先指出，或许在最根本的存在层面中并无空间或时间，没有明显的因果关系——没有东西触及其他事物，跨越时空造就一起事件。牛顿式的绝对时空理念，甚至爱因斯坦的相对时空观点，都被更真实的面貌所取代——宇宙真相就是某种浩瀚的"此处"，而此处便代表某个单一瞬间的一切时空点。倘若次原子粒子能够跨越一切时空交互作用，那么由此所构成的较大物质或许也办得到。在宇宙能量场这个量子世界——纯粹潜在的次原子世界——当中，生命现实就是浩瀚的现在。"从这里把时间抽离，"雅恩很喜欢这样说，"那么一切都说得通了。"

## "预见"未来

雅恩本人累积了一些证据，显示人类能够预示事件。布伦达·邓恩在曼德林学院也做过类似的研究，大体上就是受此影响，于是邓恩和雅恩所做的远距观察研究，多半都是采用"预知远距知觉"设计。待在普林斯顿工程异常研究实验室的远距观察者，按指示讲出外勤伙伴的目的地，而且不只是在他们抵达之后才指出地点，甚至还要在几小时或几天之前，当他们还不知道自己要往何处去之时就要先期预报。另一名不参与实验的人负责使用随机事件发生器，从预先选定的一批目标位置当中，随机挑出外勤人员的目标现场，也有些是由外勤人员在启程之后才自行选定目的地。接着，外勤伙伴便遵循远距观察实验的标准协议动身出差。他在目标现场逗留 10~15 分钟，并在预定时间内记录他对现场的印象、拍摄照片，并填写普林斯顿工程异常研究团队所编写的问卷。同时，留守实验室的远距观察员，则要绘图并记录自己对外勤人员目的地的印象，而且这是在外勤人员抵达定点之前完成的，需要提前半小时到 5 天不等。

普林斯顿工程异常研究完成了 336 项远距观察正式尝试，其中绝大多数都是采用"预知远距知觉"或"倒摄认知"设计——外勤人员离开目的地之后几小时或几天，其结果与"当场"完成的实验同样准确。

许多接收者的描述都极准确，和外勤人员所拍摄的照片吻合得令人咋舌。有一次，外勤人员前往伊利诺伊州格伦柯的西北铁路火车站，对进站火车拍了一张照片，接着又对火车站内的灰褐色小候车室拍了一张照片，照片中拍到一个标志，底下还有一个告示牌。"我看到一个火车站，"远距观察者在外勤人员选定出差目的地的 35 分钟之前写道："一个通勤火车站，位于高速公路沿线——有白色水泥和银色栏杆。我看到一列火车接近……我看到或听到鞋子在木质地板上踩出踢踏声……火车站墙上有海报一类的东西，某种广告或海报贴在墙上。我看到几张长条椅。印象中那里还有一个标志……"

还有一次，普林斯顿工程异常研究的远距观察者在实验室中写下他"不断浮现的奇特"影像，他觉得那位外勤人员是站在一个"大碗"里面——而且"倘若里面是装满汤，（人的）大小就像个大水饺。"过了 45 分钟，那位外勤人员来到一个庞大的具有半球形构造的地方，那是坐落于亚利桑那州基特峰的射电望远镜天线，他就站在下方，相形之下，人的个头确实就像个水饺那样小。普林斯顿工程异常研究还有一位参与者则描述他的外勤伙伴是待在一栋"老旧建筑"，而且"窗子都呈弧形"，同时"几乎都在顶端与一点相接"，却"并非规律定点"，还有"壮阔的大型对开门扇"和"一端带有球体的方柱"。将近一天之后，外勤人员抵达目的地，也就是莫斯科的特列季亚科夫画廊，那栋建筑装饰华丽，非常壮观，前面有一群很特别的柱子，入口呈尖顶拱形，底下则是对开的大型门扇。

另外有些案例的远距观察者，则是接收到一处不属于"公务"的场景。有一次，外勤人员打算前在得克萨斯州休斯敦，到国家航空航天局太空中心参观农神登月火箭。同时，远距观察者"看见"一幅室内场景，外勤人员则是在地板上和一群小狗玩耍。然后就在那天傍晚，外勤人员（对远距观察者的印象还一无所知）到朋友家中拜访，他确实在那里和一窝初生的小狗玩耍。

　　甚至有些远距观察者还接收到偏离主要目标的信息，察觉到外勤伙伴分心时所做事项或所见景象。一位外勤人员站在爱达荷州的一家农场，凝神专注一群乳牛，却分心注意到沿路几米外的一条灌溉水渠。他拍下水渠的照片，并在笔记中叙述所见。待在新泽西州的远距观察者在事件发生前便接收到这幅景象，他的描述中虽然没有提到牛群，不过内容里确实提起这位外勤人员看到的景象，里面有农庄建筑、田野和灌溉渠道。

　　此外还有一些科学证据也支持人类拥有"预见"未来的本领。迈蒙尼德中心的查尔斯·霍诺尔顿搜罗并审阅了各式优异的科学实验，实验内容包罗万象。这些实验都要求参与者猜测哪盏灯会点亮、会出现哪张卡片符号、抛下一组骰子会掷出哪个数字，甚至预报气象。霍诺尔顿总结了200万组尝试，它们分别出自309项研究和5万名参与者，而且猜测和事件发生的间隔时段，从几毫秒到一整年不等。最后他得出正向结果，而且单凭运气产生这种结果的概率为一万亿分之一。

　　美国林肯总统在他死前一周，便做梦预见自己会遭刺身亡。有许多故事都提到这类预感和梦兆，而且还写进历史，这就是其中一则。多数科学家对这种情节都感到为难，不知道如何在实验室中量化预感，该如何设计实验控制？

迈蒙尼德梦境研究实验室就做过这种尝试，希望采用可靠的科学实验重现人们所做的梦。他们想出一种奇特程序，借助一位叫马尔科姆·贝森特的英国天才来进行。贝森特曾经在伦敦心灵研究学院学习多年，接受具有同等禀赋的超感官知觉和千里眼高人调教，磨炼他的特殊才能。贝森特获邀来到迈蒙尼德实验室睡觉，按指示借梦境显现他第二天会发生什么事情。接着马上被唤醒，报告并记录下他的梦境。有一次，贝特森遵照预定程序，完成梦境报告。第二天早上，另一位不认识贝森特，也没有接触过他的梦境的研究员，遵照预定程序，从若干美术复制品当中，随机选定一幅目标画作，结果选出梵·高的《圣雷米医院的走廊》。为了进一步防范偏误，他们将贝特森叙述的梦境录音带，在画作选定之前就封好寄给一名抄写员。

画作选定之后，迈蒙尼德员工立刻加紧工作。当贝森特醒过来离开卧房时，一位穿白色衣服的员工迎向他，称贝森特为"梵·高先生"，而且这位白衣员工举止草率，态度敷衍。当贝森特沿着走道前进，耳中听得到歇斯底里的笑声。一群"医生"逼他吞下一颗药丸，还拿一团棉花帮他"杀菌"。

随后，贝森特的梦境描述副本接受了检视。结果他在叙述中提到了一位试图逃脱的病人，而许多身着白色衣服的人——医生和其他医疗人员——则都对这个病人很不友好。

贝森特的实验室预感都非常准确，8次中有7次可被视为完全准确。在第二批实验中，贝特森证明他能够正确梦到未来目标以及他所见到的景象。后来梦境实验室由于资金短缺，在1978 年关闭，当时他们总计完成 379 次尝试，而且针对目前和未来梦境的准确率，达到惊人的 83.5%。

## 雷丁的实验

迪安·雷丁想出一种测试预感的怪点子。他不再评估语言陈述是否准确，改以衡量身体是否可以记录、预知事件。这个构想是梦境研究的简化版本。迈蒙尼德试验耗费极大，每次实验都需要 8~10 个人，并需要投入一天时间才能完成。采用雷丁的协议，将可以在 20 分钟之内得出相同结果，而且所需成本极小。

雷丁是意识课题核心研究圈的少数成员，他是刻意选定投身这个领域的少数科学家之一。他为什么投身这个研究学派，这要牵涉到他这辈子是如何以独特手法，将科学与科幻熔于一炉的。雷丁 50 岁，尽管蓄着黑色细长的八字胡，发际线也逐渐后移，却还是聪明机灵、天真烂漫，依旧保有幼时那种天才儿童的相貌。他五岁就开始拉奏小提琴，直到 25 岁才停止学习。原本他的前景很好，大有可能进入乐团，当个职业小提琴手，但他由于体力因素不得不断绝了这个念头。世界级演奏家必须具备杰出运动员的本领，愿意每天花好几个小时来练习、演奏，磨炼运动控制的细腻技巧，后来雷丁逐渐明白，自己的身体太过弱小，力有未逮。于是他转而追求第二最爱——神话故事，企盼投入神秘的魔法世界。不过他生性讲究精确、擅长解析，因此他才能具备小提琴演奏的能力，这类性情同样也促使他成为高明的研究员，擅长研究论述证据或挖出模糊线索。他小学一年级时老师便指出，这名瘦小学童实事求是，直截了当，下定决心后便会认真做事，还准确预料到了他将来的职业。雷丁幼时真正想带进实验室的是魔术。他总是想要解析魔术，将其摆在显微镜下研究。12岁时，他已经开始自行钻研超感官知觉。

他在大学读了10年书，刚开始是研读工程学，接着是心理学博士学位，就连第一个工作，都是在贝尔实验室的人为因素部门任职，意识运作和人类潜能极限始终都是他的最爱。他听说过赫尔穆特·施密特的机器，不久就登门拜访施密特，还借了一台随机事件发生器回家进行自己的几项研究。雷丁几乎立刻就得到了优异的成绩——和施密特的同样优异。这实在太重要了，不能只作为一项副业。雷丁四处游说，希望和已经投入这个领域的科学家合作，也开始进行实验，他一度待在斯坦福研究院，接着又进入普林斯顿大学，随后才在拉斯维加斯的内华达大学创办了自己的意识实验室。内华达位于学术边陲，他希望待在那里不会被人打扰。

### 生理层级的预知

雷丁苦心进行严格的数据统计，对这门研究做出初步贡献。他的早期计划，大半都是在重做同事的研究，或进行数学运算来核对结果。除此之外，普林斯顿工程异常研究的随机事件发生器研究，也是由他汇总并完成后设分析的。

雷丁钻研了预知方面的梦境研究资料。他感兴趣的课题是，人类在清醒的时候，是否也拥有同样明晰的预感。雷丁在他拉斯维加斯的实验室中装了一台计算机，能够随机选出各种照片，照片内容则分别要让参与者感到安心、激动、振奋或沮丧。雷丁的志愿人员都要连上生理监测器，用来记录皮肤传导性、心跳速率和血压变化。

接着计算机便随机播放彩色照片，有的是祥和景象（大自然或风景照片），有些则是骇人或令人情绪高涨的图片（例如尸体解剖照片）。结果不出所料，当参与者观看祥和景象时，他们的身体会马上沉静下来，而接触到不安景象后，则会变得激昂。当然，当参与者一见到照片，即刻记录下的反应最为强烈。然而雷丁却发现，他的受试者也在心中预期过稍后会见到什么景象，而且在实际见到照片之前，也会留下生理反应记录。见到恼人影像之前，他们的反应最为强烈，就好像是要鼓起勇气面对冲击。血压在影像闪现之前一秒钟降到最低。这种奇怪的现象，或许也反映出美国人遇上性爱，比见到暴力更容易心旌动摇。雷丁发现，色情远比暴力更能引发预感。他明白，自己率先掌握了若干实验证据，只要我们的身体是无意识的，便能预期将来的情绪状态，并提前表现出来。这也暗示，

"神经系统并不只是被动地对未来的震撼产生'反应'，同时也酝酿出其中的情绪意义"。

雷丁的研究由他的荷兰同事成功地重做了，这位心理学家叫作迪克·毕尔曼，在阿姆斯特丹大学任职。毕尔曼继续使用这套模型来验证人类是否能够预料好的或坏的消息。有次毕尔曼研究皮肤电活动，受试对象都曾经参与另一项已发表的研究，研究目的是以一种赌博性质的棋牌游戏来检视习得反应，结果他发现，参与者在发牌之前，已经出现皮肤电活动反应，留下了迅速变化的记录。此外，这类变化还与他们拿到的牌好坏相符。稍后要拿到一手烂牌的人，举止比较慌乱，他们的反应高涨，表现出战斗或逃逸反应的一切主要特征。这便显示，当我们就要听到坏消息，或者当坏事就要发生在我们身上时，我们在下意识的生理层级都会略有所觉。

### 回溯时空之旅

雷丁还尝试修改施密特的机器，用来进行另一项预见未来的试验。这类机器是种"准随机事件发生器"，也是不可预测的，不过运作机制不同。这次是以一个种子数值（或初始数值）来引出由其他数值组成的高度复杂的数列。这台机器包括1万个不同的数值，因此能够产生2万组可能数列。准随机事件发生器的功能，是要产生随机位序列，或者说是0与1数串。其中包含最多数字"1"的级数，肯定就是最好的级数，因此也最受欢迎。受试者的目标是要让机器在特定动作时停顿，亮出特定种子数值，并带出最好的数列。

当然，窍门就在于此。选择的窗口小之又小，由于计算机计时钟每秒摆动 50 次，正确种子数值的闪现窗口便为 20 毫秒——相当于人类反应时段的 1/10。若想成功选出种子数值，就必须以某种方式，凭直觉知道好数值就要出现，并在正确的时刻，分毫不差地摁下机器的按钮。尽管这看来是万不可能的，但雷丁和他斯坦福研究院的上司埃德·梅，却完成了这项使命。历经几百次尝试，也不知道为什么，雷丁和梅就是有办法"知道"该在何时摁下按钮，选出他们想要的数列。

施密特醉心于一种美妙的可能性：他期盼能够逆转时间。他总是在想，自己用机器来做研究所见的效应，似乎违背了空间规律或因果关系。施密特的问题开始在心中成形，那几乎称得上是个荒谬的问题：试图影响机器输出的人，在他的一台机器输出完成之后，是否也同样能够产生影响。既然量子态和翻飞的蝴蝶一样轻盈，那么只要是率先尝试的第一人——第一名观察者——在设法确立量子状态的时点，会不会产生影响？

施密特把他的随机事件发生器重新配线，连到一套音响装置上，于是机器随机发出滴答声，然后就可以录音并分别由耳机的左、右耳播放出来。接着他启动机器把输出的声音录下，还确保没有人听到，连他自己也不例外。他还由原版录音带转录了一卷副本，这次也没有人听到，然后将其锁起来藏好。此外，施密特还每隔一阵子就制作录音带来当作控制组，这几卷带子录制时，都绝对不会有人试图去影响左、右耳的滴答声。结果不出所料，把带子拿来播放时，控制带的滴答声大致上都平均分配到了左右耳。

接着在第二天，施密特让一名志愿人员带着其中一卷录音带回家。他的工作是要听带子，并设法影响内容，让较多的滴答声播放到他的右耳。随后，施密特和他的计算机便清点左右侧滴答声。他的结果似乎违反常识。根据他的发现，这位施加影响的人，改变了机器的输出，仿佛当初录音时他就在现场。更有甚者，所得结果还非常好，和他以随机事件发生器所做的普通试验没有两样，也就是与某人坐在机器前面所得的结果同样好。

完成几项试验之后，施密特便明白，这其中出现了某种效应，不过他并不认为这群参与者改变了过去，或是把录音带消磁并重新进行了录制。他认为情况或许是施加影响的人改变了当初所发生的事情。他们的影响力回溯时光至当初录音的时间点，并对机器的随机性产生作用。他们并没有改变既成事实，他们是影响到了当初或可能发生的事情。现在或未来的意向，会对最初的概率起作用，并决定哪些事件将落实成真。

在1971~1975年之间，施密特完成了5项研究，总计执行了2万多次尝试，结果显示差异达到极显著的水平，有极多带子都偏离预期结果——左右耳滴答声约各占50%。他还使用一种仪表内有指针左右移动的机器，所得结果与之雷同。总计832次作业当中，有将近55%的指针左移次数超过右移次数。就时间旅行课题的所有研究而言，施密特的或许最为安全。由于结果已经制成副本并锁藏起来，这就完全不必担心会有人作假。他们提出确凿证据，显示意志力对随机事件发生器等随机系统的影响，可以在任何时间生效，包括过去或未来。

施密特还发现，施加影响的人必须是第一位观察者，这点很重要。倘若之前有其他人先听了带子，而且是全神贯注地聆听，随后这套系统似乎就比较不容易受到影响。只要是全神贯注，不管是什么做法，似乎都能让系统凝固成最后状况。甚至有几项零星研究还暗示，不论是哪一种生命系统做了观察，人甚至动物似乎都会阻隔未来的时间进行位移影响的企图。尽管这类研究的基础都很薄弱，却与量子论不谋而合，和我们对观察者效应的知识相符。据此推知，生命观察者所进行的观察，让万象落实构成某种不变事物。

雅恩和邓恩也开始进行随机事件发生器尝试的过程中随性操弄时间。在87 000次实验当中，他们要志愿人员凝神专注机器的运作，而且分别从机器启动过后3天到2周不等的时间之后才开始进行。当他们检视资料时，立刻就发现了惊人的现象。从所有方面来看，这批数据和他们较传统的资料都完全一致，而当初那批实验者，都是在机器运作期间试图施加影响——男女差别依旧存在，整体族群的扭曲现象也雷同。其中只有一个重大差异：就"时间位移"实验而言，每当志愿人员以意志力要机器产生正面结果，其所得效应都高于标准实验所得。然而，由于产生效应的次数比较少，因此雅恩和邓恩只得认定这种奇特效应并不显著。

另有几位研究人员也尝试了这种逆向时间旅行，借此来影响沙鼠在活动转轮上跑步的表现，或人类在黑暗中行走（并触及一道光束）的方向，甚至还在维也纳一个隧道里面，设法在高峰时间影响汽车触及光束。转轮旋转和触及光束的次数都被转换为滴答声，并录制成带子存放起来，隔了1天到1周不等的时段，才首次播放给观察者听。观察者据此试图影响沙鼠，让它跑得快些，或影响人类或汽车，增加其触及光束的次数。另有一项研究则是要检视治疗师的回溯能力，看他能不能影响大鼠血液中的寄生虫扩散。布劳德还做过多项皮肤电活动研究，记录特定受试者的反应，并让他们检视自己的反应，设法影响自身的皮肤电活动。雷丁也使用皮肤电活动录音带，并与治疗师合作完成一项类似研究。施密特做过几项研究，亲自尝试去影响自己预先录制的呼吸速率。整体而言，在19项研究中有10项产生了效果，这一结果和概率值有显著差异——足以显示其中产生了某些非比寻常的作用。

这类结果让普索夫最感困扰。他最熟悉的零点能量是种电磁能：这种世界有因果、有秩序、有若干定律和束缚——就本例而言则是光速的束缚。万物都不能违逆时间或超前行进。

他从这批实验中推出三种可能情况。第一种是彻头彻尾的宇宙必然论理念，古今万象一切全都已经发生。在这个全然定型的必然宇宙间，一个人只要接通信息便能拥有预感能力，而且只要进入某个层次，就能取用这种信息。

第二种可能情况完全可以用已知的宇宙理论定律来解释。雷丁的同等级对手、阿姆斯特丹大学的毕尔曼认为可以用一种耳熟能详的量子现象来解释预知，这种现象称为推迟波和超前波（即所谓的惠勒—费曼吸收理论），根据各项学说，波能够在时间中逆向移行，从未来抵达其源头。这种情况也会出现在两个电子之间。当一个电子轻微抖动，这时它便释出波动，朝着过去和未来同时辐射过去，举例来说，当未来的波撞击一个未来粒子，这时未来粒子会抖动，同时也自行释出超前波和推迟波。这两个粒子释出的两组波动彼此抵消，然而介于两者之间的区域却是例外。既然源自第一个的波逆向移行，出自第二个的则是顺向移行，最后便构成一种实时联结。就预感而言，雷丁揣测，或许在某种量子能级，我们是射出波动来与我们的未来相逢。

第三种可能情况或许最有道理，这说明未来万象全都已然存在，就位于纯粹潜在世界的某种基础梯级层次，而当我们前瞻未来或反观过去，我们都是在促使现象成形并落实成真，这和我们借观察来影响现在的量子实体的作为并无二致。借由次原子波来传输的信息，并不存在于时间或空间里，而是以不明方式向外传播并永远存续于现在。过去和现在交融构成浩瀚的"此时此刻"，于是大脑便能"收到"来自过去或未来的信号和影像。我们的未来已经存在，它处于一种朦胧状态，可供我们着手落实于现在。这种说法很有道理，试想，除非经过观察（被人想起也包括在内），否则所有次原子粒子都是处于一种纯粹潜在的状态。

埃尔文·拉兹洛提出一种很有趣的说法，他以物理作用来解释时间位移现象。他主张，电磁波零点能量场本身可能具有次结构，也就是种次级场，称为纯量波，它产生自与宇宙能量场互动的次原子粒子的运动。纯量波不是电磁波，没有方向，也不自旋。这种波的传播速率远超过光速——就好像普索夫的虚拟速子。拉兹洛主张，时空信息就是由纯量波译成密码，构成不受时空影响的量子干涉图样的简写表达法。根据拉兹格的模型，零点能量场的这种基础梯级层次——万场之母——为古今未来一切时间提供了这个世界终极的全息蓝图。我们就是由此入手，才得以反观过去或前瞻未来。

雅恩便推想，要把方程式的时间排除，我们就必须取出里面的分离属性。存在于量子能级的纯能并没有时间或空间，它是种绵延不绝、浩瀚无边的起伏电荷。某种意义而言，我们就是时间和空间。当我们借知觉作用把能量带进意识醒觉状态，这时我们便借由一种受测连续体，创造出存在于空间中的分离物体。我们创造出时空，同时也创造出其本身的分离属性。

由此所拟出的模型，和英国物理学家戴维·波姆所说的蕴涵次序不无相仿。波姆想出一种理论，认为世上万物都包括在这种"蕴涵"状态里面，要经过阐述才得以外显——他想象，这正是零点起伏的一种构型。根据波姆的模型，时间是隶属于一种更广大的现实，它能够把众多序列或时刻映入意识，却不见得都是采用线性次序。他摆出论据说明，由于相对论主张时间和空间都是相对的，实际上也是个单一实体（时空），既然量子论也规定，在空间中彼此分离的元素都有关联，而且都是高等维度现实的映像，那么依此类推，在时间中彼此间隔的时刻，也都是这种更广大现实的映像。

### 过去、现在、未来

就一般经验和物理理论而言，时间往往被视为一种基本、独立且普遍适用的次序，说不定还是我们所知道的最根本的一种。这时我们却依循线性提出时间是次级的，而且和空间同样衍生自一种高维度根基，构成一种特有的次序。的确，我们还可以进一步说明，这种交互关联的特有时间次序，有许多都可以根据不同的时刻时序组合衍生出现，而且和移动速度互异的物质系统两相呼应。然而，这些全都取决于一种多维度现实，而这种现实却是完全无法从时间次序或这类次序组合的观点来通盘理解的。

倘若意识是在量子频率层级运作，那么它自然也栖身于时空之外，这就表示，理论上我们都能够取用"过去"和"未来"的信息。如果人类能够影响量子事件，那么想必我们也能够影响超乎现在的事件或时刻。

这就令布劳德联想起最后一种耐人寻味的见解。经过时间位移的人类意向，不知为何竟然对若干事件产生作用，并引发一种结果，而且对连锁事件的第一环节，也就是布劳德常说的"种子时刻"作用最为强大。所以，倘若把这些原理做身心健康方面的应用，或许这就表示我们可以运用宇宙能量场来引领影响作用"回到过去"，从而改变枢纽契机或初始条件，不使问题全面扩大或养痈成患。

倘若人们脑中的思维是种或然性量子过程，如果卡尔·普里布拉姆和他同事的主张为真，未来意向或许能够影响某一神经元的触发作用却略过另一个，启动某种化学和内泌素连锁事件却不及于其他，从而引发病症或防止癌症成疾。布劳德想象出一种"种子时刻"，其中有一个天然杀手细胞，这或许能杀死某种癌症细胞或对此无效，概率各为50%。第一个单纯决定，到头来就有可能带来健康或疾病，甚至造成生死之别。说不定将来我们就可以采取多种做法，运用意向来改变概率，以免潜在后果发展成重症。事实上就连诊断本身，或许也会影响到未来的病程发展，因此必须谨慎为之。

如果疾病已经成形，恐怕就不是你可以逆转的。不过，危害最大的症状或许还没有显现，而且这个症状说不定还有机会改变。当人在某段时间染上疾病，或许就可以引导症状朝不同方向发展，或许能恢复健康，也或许病发而死。布劳德仔细斟酌，有没有任何自发性缓解病例，受未来意向发挥的作用的影响，不使疾病发展到无法挽回的地步。我们生活的每个瞬间，都很有可能影响到其他时刻或及于未来、溯及既往。就如《终结者》电影剧情所示，说不定我们有办法回到过去，影响我们的未来。

第 三 篇

01

接通宇宙能量场

# 第十章  疗愈场

普索夫、布劳德等科学家都曾经面对一个百思不得其解的课题：他们所观察的非定域效应的终极效益。他们的研究指出，或有几种优雅的形而上观念可以说明人类和所处世界的关系，不过还有几项现实考虑因素依旧尚未得到解答。

意识的力量有多强大？个别意识的相干性究竟带有多大的"感染"力？我们有没有办法实际接通宇宙能量场，借此控制自身健康，甚至用来治疗别人？这能不能治愈癌症一类的重大疾病？心理神经免疫作用——心灵治疗对肉体病症所产生的疗效——该不该归功于人类意识的相干性？

布劳德的研究更明显指出，人类意识或许可以发挥疗愈作用，而且效果还特别强大。我们似乎有办法有条理地组织零点能量场中的随机起伏，并借此为他人建立更有规律的"次序"。有了这类能力，我们就应该能够发挥疗愈导管功能，引入宇宙能量场来重新调理别人的"构造"。波普主张，人类意识可以发挥提醒功能，让别人恢复相干性。只要有办法调动非定域效应，那么远距心灵治疗这样的学科就行得通。

这时，显然有必要针对这类观念做实地测试，而且研究设计也必须小心从事，才能彻底解答其中的若干疑点。20世纪

90年代早期，解惑的机会降临——出现了一位对远距心灵治疗相当怀疑的科学家，还有一群已经放弃生存希望的病人。

伊丽莎白·塔尔格是位年纪30出头的正统精神病学家，父亲是普索夫的工作搭档拉塞尔·塔尔格，她也是斯坦福研究院远距观察实验计划的接班人。伊丽莎白对这两个领域同感好奇，一方面对她父亲在斯坦福研究院的远距观察研究很感兴趣，却又由于她受过严苛的科学训练而束手束脚。由于曾经追随父亲从事远距观察研究，因此加州太平洋医疗中心便拉她加入，当时她已经是该中心辅助疗法研究院的院长。她的一项职责，便是针对该诊所提供的各式疗术做正式研究，这些疗法大体上都被归为另类医学体系。她夹在双方阵营之间，经常左右为难——她希望科学能掌握、研究超自然奇迹，也希望另类医学更有科学根据。

她生命中原本分歧的走向开始汇聚。她接到一位朋友海拉·哈密德的电话，哈密德说自己患了乳癌。从事摄影工作的哈密德是伊丽莎白父亲手下最具有天分的远距观察员之一，她打电话是想请教伊丽莎白，有没有证据显示另类疗法能协助治疗乳癌。远距心灵治疗也属于另类疗法，与远距观察不无相似之处。

20世纪80年代，艾滋病的传播进入高峰，在当时，被诊断出艾滋病病毒，无异于被宣判死刑，当时伊丽莎白所处的旧金山，正是美国艾滋病传播的大本营。哈密德打电话之时，心理神经免疫学正是加州医学圈的热门话题。患者开始涌入镇民大会堂，聆听露易丝·海等热衷于研究身心灵的人士所发表的专题演讲，也有些患者集中参加直观想象和意象导引工作坊。伊丽莎白本人也曾经亲自投入身心医学研究，毫无疑问，这是由于她对艾滋病晚期患者束手无策，尽管对海氏途径深感疑虑，却也别无他法。早期她自己也做过几项研究，结果显示，针对艾滋病患者的忧郁症状，团体心灵治疗和百忧解药物同样有效。她也读过斯坦福医学院戴维·斯皮格尔的研究报告，结果显示团体心灵治疗能够大幅延长乳癌女病患的预期寿命。

伊丽莎白以理性、务实的精神提出质疑，认为这种效应的起因，或许是结合了希望和一厢情愿的想法，说不定还加上团体支持所带来的些许信心。她们的心理情况或许有改进，然而她们的淋巴细胞数量，却肯定没有增长。不过，她依旧有些许疑惑，或许这是源自多年以来，她在斯坦福研究院观察父亲做远距观察研究所致。拉塞尔的成就是确凿明证，显示人类和连接万物的场之间，存有某种超感官关系。伊丽莎白自己也常思索，不知道能不能运用远距观察的研究成果，以观察到的特殊能力做点其他事情，而非只是用来侦察监测苏联或预测赛马结果。

在1995年，伊丽莎白接到弗雷德·西瑟尔打来的电话。西瑟尔是位心理学家暨研究员，原本做医院行政工作，当时已经退休。他是通过布劳德的老搭档玛莉莲·施利茨的介绍认识伊丽莎白的。当时施利茨在知性科学研究院主持院务，这个研究机构设在索萨利托镇。西瑟尔忙了一辈子，终于有时间研究他所醉心的课题。伊丽莎白拥有特殊背景，正是领导这项研究的合适人选。西瑟尔接受施利茨的建议去找伊丽莎白，询问她是否可以和自己合作研究远距心灵治疗法。

伊丽莎白并不常祈祷，她从父亲身上不只遗传了俄国人的忧郁神情和黑中泛灰的浓密长发，还继承对微观现象的热情。科学方法是塔尔格家族唯一信奉的准则。拉塞尔培养女儿对科学产生热情，还传授她如何以科学解答重大问题。他本人决定要探究世界运作的方式，而他的女儿则选择以人类心灵活动为研究课题。她在13岁时，还略施小计，从普里布拉姆处谋得一职，进入斯坦福大学的大脑研究实验室工作，负责检视左右半球活动的差别，随后她才决定走正统路线，进入斯坦福研究精神医学。

不过，伊丽莎白对苏联科学研究院依旧非常景仰，她曾经随同父亲到那里参观，当时她便十分佩服这个研究机构，它竟然可以公开从事超心理学实验研究。苏联官方否认有神，他们只相信万物区分为两类：真实的或不真实的。美国人心目中还有个第三类别：信仰，这把若干事物摆在科学研究无法企及的地方。科学家解释不了的一切现象，所有和心灵疗愈、祈祷或超常领域（她父亲的研究领域）有关的事项，似乎全都归入这第三个类别。一旦把它纳入这个范畴，就等于正式宣告它不再受任何束缚。

她父亲设计的实验无懈可击，这一点众所周知，他也曾经教导她要尊重一丝不苟、严谨控制的尝试，并重视其结果。她在成长过程中始终相信，只要把变量控制纳入实验设计，一切效应都可以被量化。的确，普索夫和塔尔格联手证实，就连超自然奇迹都能够以严谨设计的实验来证明。所得结果就是真理，至于那是否违反研究人员的一切预期就无所谓了。只要是好实验全都"有用"：问题只在于我们或许并不喜欢所得结论。

就连拉塞尔的想法也改变了，他皈依了某种心灵观念，伊丽莎白依旧保持着冷静的理性态度。在她研读精神医学，接受正统训练期间，始终不忘父亲的教诲：亦步亦趋是好科学的敌人。她在就学期间还会寻找19世纪尘封的精神医学著作，那时现代精神药理学还没有出现，精神病医师则是住在疗养院，写下患者的胡言乱语，试图更深入理解他们的症状。就在原始数据的某处，伊丽莎白相信，在背离该时代教条的地方便藏有真相。

伊丽莎白同意和西瑟尔合作，不过私下完全没把握这能行得通。于是她针对远距心灵治疗做了最彻底的实验。她以手中晚期的艾滋患者来测试这种疗法，这群人除了希望和祈祷之外，已别无生路。她就要找出解答，了解祈祷和远距意向能不能治疗绝症。

她开始搜罗心灵治疗的证据。这类研究可以被区分为三大类：试图影响孤立细胞或酶的尝试；针对动、植物或微生物的心灵治疗；还有人类研究。其中也包括布劳德和施利茨的所有成果，这些研究显示，人类或许能够影响所有类型的生命过程。还有若干有趣的证据显示，人类会对动、植物产生影响。甚至还有若干研究显示正负向思维和感受似乎有办法传达给其他的生物。

20世纪60年代，心灵研究界先驱人物之一、蒙特利尔麦基尔大学的生物学家伯纳德·格拉德博士，想验证某些灵性治疗师是否能向病患传送能量。格拉德并不采用活人病患，而是使用植物，他设计把植物种子泡进盐水，让种子"生病"，延迟其成长。不过，将种子泡进盐水之前，必须先让一位治疗师把手摆在盐水容器上方，随后才用此容器来收纳其中的一批种子。而另一个未接受治疗师处理的盐水容器，则用来盛装其他种子。种子在两个盐水容器中浸泡过后，接触到治疗师处理过的盐水的那批种子，比另一批长得更高。

接着格拉德提出假设，认为相反的做法也可能产生影响——负面感受或许能够对种子成长发挥反向影响。格拉德做了后续研究，他要求数名精神病患者握着里面盛着普通水的容器，这些容器也是用来让种子发芽的。格拉德使用其中一名重度抑郁症患者处理过的水来让种子发芽，结果这名抑郁症男性患者握过的水完全抑制了种子的成长。这或许可以解释为什么某些人对园艺很有办法，而有些人却什么都种不活。

后来格拉德还做了几项实验，以红外光谱分析水中所含的化学成分，结果发现，治疗师处理过的水，分子构造出现细微变化，而且分子间氢键强度也减弱了，和水暴露在磁体中所受影响相仿。其他几位科学家也证实了格拉德的发现。

格拉德接着便以小鼠为对象，先在实验室中弄伤小鼠的皮肤。他把几项因子纳入控制，包括人手热度的影响。结果发现，接受过治疗师处理的小鼠，皮肤痊愈速度快得多。格拉德还证明，治疗师能够抑制实验室动物癌症肿瘤的成长，而长了肿瘤但未接受心灵治疗的动物死得较快。

另有些研究也证明，治疗师可以为实验室动物治愈淀粉样物质沉积症，以及肿瘤，还有在实验室中诱发的甲状腺肿大。另有些人的科学研究则显示，人类能够影响酵母菌、真菌，甚至分离的癌细胞。其中费城圣约瑟大学的生物学家卡洛尔·纳什发现，人类单凭意志力就能影响细菌的生长率。

杰拉尔德·索尔芬完成了一项巧妙的尝试，证明我们有"如愿以偿"的能力，或许真的能够影响其他生物的疗愈作用。索尔芬设计出复杂、精巧的系列情况来进行测试。他为一批小鼠注射疟疾病原，啮齿类动物染上疟疾通常都会死亡。

索尔芬找来三位实验助理，告诉他们其中只有半数小鼠被注射了疟疾病原。接着就由一位治疗师上场，试图治疗半数小鼠——它们不见得全都带有疟疾病原，而助理也无从知道哪只小鼠就是疗愈对象。两项说明都没有道出真相。

　　助理只能期望自己负责照顾的那群小鼠能够恢复健康，而且治疗师的处置也能够生效。然而，其中一位助理却比他的同事更乐观，结果也生效了。研究结束之际，他照顾的小鼠的病情，比另外两位助理看护的那群小鼠更轻微。

　　格拉德的治疗师人数很少，索尔芬研究的规模同样也太小，两项成果都不是定论。不过，之前还有一项研究，由雷克斯·斯坦福在1974年完成。斯坦福证明，人类单凭"期望"事事顺利，就能够影响事件，就算他们并非完全了解该如何期望事情发展，结果也能生效。

　　伊丽莎白阅读了心灵治疗方面的大批研究成果——至少有150次此种疗法的人类试验，面对所得结果，她心中十分惊讶。这些实例都有治疗师介入，在各式心灵治疗法中选用一种，借由抚触、祈祷或某种凡俗意向，设法发出疗愈信息。就以治疗抚触来讲，进行时患者要放松心情并设法凝神坐定，同时治疗师则将双手摆在患者身上，以意念促使患者痊愈。

　　有一项典型研究以96位高血压患者为对象，也用了几位治疗师。医师和患者都不知道是谁要接受心灵治疗处理。研究后统计分析显示，和控制组相比，接受治疗师处理的患者，收缩压（由心脏泵出的血流压力）有明显改善。治疗师实行严格界定的做法，并使用直观想象或肯定技巧，坚信患者是完全健康无恙的，还要向疗愈源头表达谢意，不论那是上帝或是其他某种精神力量。治疗师的整体表现很成功，某些案例还有非凡成果。总结四位治疗师所产生的疗效，他们负责的患者当中，有 92.3% 的人病情得到了改善。

最令人赞叹的人类研究，要数兰道夫·伯德医师于 1988 年完成的那项研究。他采用随机尝试双盲设计，目的是要验证远距祈祷能不能发挥任何疗效，让冠心病看护病房的住院患者的病情得到改善。在十个多月的时间里，将近 400 名患者分别归入两组，其中只有半数（在他们不知情的情况下）接受一支基督徒祈祷团在院外祝祷。所有患者都接受评估，在处理之前，两组病况相仿，彼此没有统计差异。然而经过处理之后，和没有接受祝祷的患者相比，接受祝祷的那组症状明显较轻，罹患肺炎的事例较少，而且较少需要用上呼吸辅助器，抗生素用量也较低。

尽管完成的研究很多，但在伊丽莎白眼中，其中有许多都带有一个问题，那就是所用协议有可能都太过松散。研究人员所设计的实验还不够严谨，不足以证明正向结果确实是疗愈机制的功效。这说不定可以归功于其他几种影响因素，而非疗愈机制的实际效果。

就以血压治疗研究为例，作者并没有记录或控制患者是否使用血压药物。尽管结果相当好，却无法明确区分那是疗愈机制的作用还是药物所产生的效果。

尽管伯德的研究设计得很好，却有一个明显的疏漏，在研究开始之际，患者的心理状态的相关资料都付之阙如。我们知道，好几种疾病的恢复情况都会受到心理因素的影响，特别是心脏手术。说不定当时分组并不均衡，或许有较多心态乐观的患者被分到治疗组。

若要证明心灵治疗是患者病情改善的真正功臣，绝对有必要区分出可归功于其他因素的疗效。就连人类预期也可能扭曲结果。这个实验有必要把期望或放松等因素对尝试结果的影响纳入控制。搂抱动物，甚至于处理有盖培养皿样本，都有可能让结果产生偏差，此外，出门去找治疗师，甚至温暖双手，也同样有可能扭曲结果。

不管是哪种科学尝试，只要你想要检视某种介入处理的效用，都必须确认处理组和控制组之间只有接受处理的项目有所不同，其他各项全都没有差别。这表示要让两组配对尽量一致，让彼此的健康、年龄、社会经济地位等相关因素全都相符。倘若患者都染有疾病，就必须确保两组症状并没有高下之别。然而，就伊丽莎白阅读的报告而言，却很少有研究试图确保受试人群的相似性。

还得确保并不是对一项研究的参与热情以及与该研究相关的注意力得到了改善，这样就可以在那些接受治疗的和没接受治疗的患者之间得到相同的结果。

有一项针对临床抑郁症病人进行的远距心灵治疗，为期六周，所有患者的病情都得到了改善，连没有接受心灵治疗的控制组也一样。这些患者，包括接受心灵治疗和没有接受的，说不定都在此期间获得了心理上的鼓舞，这或许就超过心灵治疗的一切成效。

这些考虑因素令人望而生畏，伊丽莎白必须克服难题，才能将其全盘纳入，进行尝试。这项研究必须严格设计，不容任何变量影响结果。就连治疗师现身或缺席与否，也很可能会影响结果。尽管以手碰触或许有利于疗愈进程，然而若想要符合科学控制原则，患者就不应该知道，他们是否被人碰触或者是否正在接受心灵治疗。

伊丽莎白和西瑟尔花了好几个月来设计实验的做法。当然，实验必须采用双盲设计，这样患者和医师才都不会知道谁要接受心灵治疗。患者人群必须同质，因此他们便从伊丽莎白的晚期艾滋病患者中，选出病情轻重相当的人——淋巴细胞数量和艾滋病界定疾病项数都相等者。重点是要先认清，心灵治疗机制的哪些元素可能混淆结果，如与治疗师会面或接受抚触治疗，这些影响必须完全排除。他们断定，所有心灵治疗都必须在远方来进行。由于他们是要测试心灵治疗本身，如祈祷，并不是要检定某种疗法的威力，因此他们的治疗师应该是来自各种不同背景，而且所采用的途径要能囊括所有门派。他们还会筛检、排除太过自我本位，只为金钱或行骗才参与的人。治疗师必须有奉献精神，因为他们并没有报酬，也不会有个人荣耀。每位病人都至少由 10 位治疗师分别治疗。

历经 4 个月的寻人，西瑟尔和伊丽莎白找到了他们的治疗师——40位宗教和心灵疗愈师，分属各门各派，来自全美各地，其中许多人都在各自领域深受景仰。只有极少数人自许为传统宗教人士，凭着祷告或采用念珠祈祷来做治疗：有一些是基督教治疗师、少数福音派教徒、一位犹太教卡巴拉治疗师，还有几位佛教徒。有几位在非宗教心灵治疗学校接受过培训，比如，芭芭拉·布莱南光能学校。还有些则是借助复杂的能量场来做治疗，试图改变患者的气场色彩或振动方式。有些采用冥想治疗法或直观想象法；另有些是以音调来治疗，并打算为患者吟唱或鸣钟，按照他们的说辞，这是要重新调校患者的"气轮"，也就是能量中心。少数人是以水晶来治疗。一位治疗师拥有苏族拉科塔支派的培训背景，他想采用美洲土著居民的敬烟礼仪，通过击鼓、吟诵可以让他进入催眠状态，这时他就可以代表患者了。伊丽莎白和西瑟尔坚信，唯一的准则就是治疗师必须相信自己采用的做法能够生效。

他们还有另一项共通之处：曾经治疗过一些绝症。总体而言，这群治疗师平均拥有17年的心灵治疗经验，而且照他们所言，平均每人做过117次远距心灵治疗。

接着伊丽莎白和西瑟尔便把他们的20名患者对半分组。研究计划让两组都接受一般的正规治疗，不过两组之中，只有一组接受远距心灵治疗。医师或病人都无从知道，哪些人会接受心灵治疗，哪些人则不会。

每个患者的信息都装入信封并密封保管，然后按照研究步骤个别处理。患者的名字、照片和详细健康资料，都由一位研究员搜集并装进有编号的资料夹中。接着这就交给另一位研究员，由他将数据夹随机重编号码。接着再由第三位研究员将资料夹区分为两组，随后全部摆进档案柜锁好。每位治疗师都会收到五个密封的包，里面装有5名患者的信息副本及起始日期，指明从哪一天开始针对某人展开治疗。在研究参与人员当中，只有治疗师本人才会知道哪个人接受了心灵治疗。治疗师并不和他们的患者接触——甚至还永远不会见面。他们只会拿到患者的一张照片、名字和淋巴细胞数量，以此来进行治疗。

每位治疗师都按指示，心怀意向期许患者身心健康，每天做1小时，每周做6天，为期10周，隔周休息。这种治疗方法史无前例，治疗组的每位患者都要由所有治疗师轮流处置。为彻底排除个别偏差，治疗师采用每周轮班制，因此他们每周都会被分配到一名新患者。如此便可以把所有治疗师都分配给整组患者，于是受研究对象就是心灵治疗本身，而非某个特定门派的疗法。治疗师要撰写疗程日志，记载他们的疗法信息，还有他们对患者健康情况的印象。等到研究结束，每位治疗组患者都会有10名治疗师，而每名治疗师会有5名患者。

伊丽莎白敞开心胸看待此事，然而她的保守习性却不断浮现。尽管努力尝试，她的训练和她本人的偏好也持续涌现。她依旧深信美洲土著居民抽烟斗和气轮吟诵都与治疗毫无关系，这类做法治不了晚期重症患者，这群男子病入膏肓，可以说是死定了。

然而她却看到她的晚期艾滋病患者，在 6 个月尝试期间逐渐好转，而控制组则有 40% 的死亡比例。然而治疗组的所有 10 名患者，不单单只是活着，根据患者本人所述以及医学检验报告，他们甚至还更健康了。

研究结束之际，患者由一个科学家团队进行检视，根据他们的病情，不可避免要得出结论：心灵治疗有效。

伊丽莎白几乎不敢相信自己的结果。她和西瑟尔有必要确认这是心灵治疗的功效。他们反复检验所用协议。治疗团体有没有任何不同之处？所用治疗药物是否不同，医生不一样吗？他们的饮食不一样吗？他们的淋巴细胞数量原本相同，他们也没有更早就呈现艾滋病病毒的阳性反应。做完资料复查，伊丽莎白发现他们忽略了一个差别：控制组患者的年纪略长，年龄中位数为 45 岁，而治疗组的年龄中位数则为 35 岁。这个差距并不大——只有 10 年的年龄差，但是这或许就是其中有较多人死亡的因素。伊丽莎白在这项研究完成之后，继续追踪患者，结果发现，接受心灵治疗的人活得较好，和年龄无关。不过，伊丽莎白知道他们处理的领域有很大争议，而且就表面上来看，这种效应也令人难以置信，所以按照科学规范，除非有十足把握，否则就必须假定这不是真的。

伊丽莎白和西瑟尔决定重做实验，不过这次要扩大规模，还要控制年龄以及上回忽略的一切因素。这次为选定参与的 40

位患者做了完美配对，包括年龄、病情严重程度，还有许多其他变量，甚至他们的个人习惯——抽烟量、做哪种运动、他们的信仰，甚至连他们的吸毒量也是等量匹配的。从科学观点来看，这群人配对得很好，再也找不到更理想的组合了。

这时已经发现了蛋白酶抑制剂，大家对这类抗艾滋病良药都寄予厚望。所有患者都按医嘱接受艾滋病标准三合一疗法（蛋白酶抑制剂加上两种抗反转录病毒药物，如齐多夫定），不过其他所有治疗方法也都在继续进行。

由于三合一疗法对艾滋病患者的存活率有大幅影响，伊丽莎白便假定，这次两组患者都不会有人死亡。这就表示，她必须修改预想的结果。她希望借由新研究来确定远距心灵治疗是否能够延缓艾滋病的发展进程。这能不能减少艾滋病界定疾病项数，改善淋巴细胞水平，减少医疗介入，增进心理健康？

伊丽莎白的谨慎态度终于获得了回报。6 个月后，从所有参数来看，处理组都比较健康——较少去找医生，较少住院，住院时间也较短，而且差异都很显著，新出现的艾滋病界定疾病较少，而且病况也明显较轻。治疗组只有两人新发展出艾滋病界定疾病，而控制组则有 12 人出现，同时治疗组只有 3 人曾经住院，控制组则有 12 人。根据心理测验记录，治疗组的心情较好。总计 11 项医疗测量值当中，有 6 项出现显著差异，显示接受心灵治疗的治疗组结果较好。

就连患者群的正向思考力量也受到控制。研究进行到一半，所有参与者都接受询问，请教他们是否认为自己正在接受心灵治疗。结果治疗组和控制组都有半数人认为是，半数人认为否。这种对心灵治疗正反观点的随机分布现象，代表研究结果完全没有受到正向心态活动的影响。分析结果显示，参与者对自己是否接受心灵治疗的想法，和任何变量都没有关联。直到研究进行到结束阶段，受试者才能猜到自己是否属于心灵治疗组。

为了确认结果，伊丽莎白还进行了 50 项统计调查，要全面排除可能促成结果的患者属性变量。这次就只剩下偶然，找不到其他因素了。

其结果无懈可击。不管他们是采用哪种心灵治疗法，不管他们对高等生物的观点为何，所有治疗师都大幅改善了患者的身心健康。

1 年后，伊丽莎白和西瑟尔的结果获得佐证，当时中美心脏专科医院发起一项心脏病住院病人远距祝祷效果研究，为期 12 个月。结果显示，接受祝祷的患者，较少出现不良病症，而且住院时间较短。然而，这项研究的"代祷者"都不是天资优异的治疗师，只要他们信仰上帝，还有当他们祷告时，祈求治愈某位病患，这时能得到响应就可以。参与这次研究的人，全都使用某种标准祷词，他们其中多数是新教徒或罗马天主教徒，也有些并不属于任何教派。每人都有一名指定患者作为祝祷对象。

过了 1 个月，祈祷组的症状减轻了，比起接受标准疗法的患者至少好上 10%，他们所采用的评分系统是由中美心脏研究院的三位经验丰富的心脏病学家负责设计，这套系统评定患者的病情，可分别将其归入从极佳到悲惨不等的层级。尽管心灵治疗并没有缩短住院时间，就其他所有事项而言，接受祝祷组患者的病情，却肯定都比较轻微。

除此之外，这时还有几项研究也分别在不同的大学进行。伊丽莎白本人则展开一项尝试（就在 2001 年本书撰写期间，那项研究仍在进行），她想比较远距治疗师和护士之间产生的效果，看那群保健专业人员看护患者的态度，是否也具有心灵治疗机制的功效。

和兰道夫·伯德的研究相比，中美心脏研究院的研究有好几项重大改进。就伯德的研究而言，全体医疗人员都知道当时正在进行一项研究，但在中美心脏研究院的研究期间，医疗人员对此则是一无所知。

中美心脏研究院的患者也不知道自己正在参与一项研究，因此其中应该没有任何潜在心理效应。就伯德的研究而言，总计 450 名患者之中，有将近 80 位拒绝被纳入研究。这就表示，只有愿意接纳旁人代祷，或至少并不排斥的人士才能得以应邀加入。最后，在伯德的研究中，做祈祷的人都得知所属患者的大量信息，而就中美心脏研究院的研究而言，那群基督徒对他们代为祈祷的人几乎是一无所知。他们只得知要祈祷 28 天，别无其他。他们没有得到反馈，并不知道祈祷是否有效果。

伊丽莎白和中美心脏研究院的研究，都没有证明祝祷是否会得到响应。中美心脏研究院的研究很快就指出一点：我们的观察结果只显示，当有人在院外怀着祝祷心态谈起（或想起）住院病人的名字，患者在冠心病看护病房的处境显然就"比较好"。

事实上，就伊丽莎白的研究而言，只要心怀意念，期许病人痊愈，那么不管是采用哪种方法似乎都没有关系。不管从哪方面来讲，祈求蜘蛛女（在美洲土著居民文化中常见的祖母级重要角色）和祈求耶稣同样有效。伊丽莎白开始分析，试图评定哪位治疗师的疗效最强，毕竟他们采用的技术迥异。有位在匹兹堡开业的治疗师，尝试治疗几位患者之后，便察觉到这些人都有一种共通能量场，后来她认为这是种"艾滋病能量识别标志"，于是便设法和患者的保健免疫系统进行接触，不去理会那种"坏能量"。另一位治疗师的手法比较像是心灵手术，从精神上移除患者体内的病毒。还有一位是来自圣菲的基督徒，她在自己的圣坛前方进行治疗，坛上陈设着圣母玛利亚和多名圣徒的照片，还点着许多蜡烛。另有些人，比如，那位卡巴拉治疗师，则只是集中注意能量模式。

不过，他们似乎有一个共通的特点，他们全都能够退避谦让。就伊丽莎白所见，多数人似乎都宣称意向既已提出，接着就退避听凭某种心灵疗愈力量的处置，就好像他们是开启门户，让一些更伟大的事情进入。有许多效果比较强大的还寻求帮手——求助集体意识。这并不是自我本位单枪匹马的心灵治疗，这还比较像是种祈求："恳请让此人痊愈。"他们的意象多数都涉及光或爱，要松手、放开，或容许它们进入。至于是耶稣还是蜘蛛女，显然没有关系。

由中美心脏研究院的研究成果推断，普通人都可以借由意向来做心灵治疗，不过治疗师或许比较有经验，或天生更具天分，更有本事连接宇宙能量场。堪萨斯州托皮卡市一位叫埃尔默·格林的研究员，完成了名为铜墙计划的研究，他证明熟练的治疗师在治疗阶段，会发出异常强大的电场模式。格林在测试期间，把参与者关进与外界隔绝的房间，四壁全部由铜墙搭建，可以把四方传来的电信号完全挡住。尽管一般参与者也预期会出现呼吸或心跳方面的电性读数，治疗师在疗程阶段却发出强大的电突波，以静电计连接治疗师本人和四壁，测得电压超过 60 伏特。根据摄影记录，治疗师发出的电压突波，和身体动作完全无关。有几项研究针对中国气功的疗愈能量探究其本质，结果发现，在治疗阶段有光子发射现象并出现电磁场。这种能量突发涌浪，或许就是治疗师具有高度相干性的物理证据——他有能力编组本身的量子能量，并传给较无条理组织的人。

伊丽莎白的研究和布劳德的成果，引出有关于疾病和心灵治疗本质的几项重大含义。这暗示单凭意向就能发挥疗效，不过心灵治疗也是种集体力量。由伊丽莎白的治疗师所用的疗愈方法可以推断，或许存在某种疗愈的集体记忆，可以凝聚生成医药的力量。根据这个模型，疾病可以借由一种集体记忆来治疗。宇宙能量场中的信息，可以协助维持生物健康。甚而就某种程度来说，大家是健康或染病，说不定也是种集体现象。或许流行病危害社会就是种自然表征，彰显出某种歇斯底里的狂暴现象。

若是意向能够为别人带来健康——也就是强化秩序，这便暗示疾病就是人类量子起伏的扰动。从波普的研究可以推断，心灵治疗或许就是在改编我们的量子起伏程序，让我们更和谐地运作。或许心灵治疗也可以算是在提供信息，好让系统重新安定下来。任何生物过程都必然包含细腻的级联过程，而且它对普林斯顿工程异常研究观察到的微弱效应也会有敏锐的反应。

生病也可能就是孤立：和宇宙能量场以及社群的集体健康联系不足。的确，在伊丽莎白的研究中，有一位在匹兹堡开业的治疗师黛比·施尼塔，她发现艾滋病病毒似乎是由恐惧获得生机——凡是遗世孤立的人都有可能体验到的恐惧，而在艾滋病开始流行阶段，就有许多同性恋人士陷入这种处境。有几项以心脏病患者为对象的研究便显示，孤立（与自我疏离、脱离社群和疏远自我灵性）是极重要的致病因素，而高胆固醇等身体状况却并非重要起因。有几项长寿研究显示，最长命的人通常都不只是相信有高等生灵，他们的社群归属感也往往最强。

　　或许这就表示，治疗师的意向和他们的医术同等重要。医生忙到希望患者取消挂号，好让他去吃午餐；新手医生连续三晚没有睡觉；某个医生不喜欢某位患者——这些说不定都会产生恶劣影响。或许这也表示，医生所能提供的重要的治疗方法，就是希望患者能够健康、平安。

　　从此以后，伊丽莎白在踏入病房之前，都会先检查自己的意识内容，确保自己是在发出正面意向。她也开始研究心灵治疗。她认为，既然这在不认识代祷患者对象的基督徒手中都能生效，那么在她手里或许也行得通。

　　她根据参与研究的治疗师所用的手法，推出一个怪诞的观念：个人意识不灭。没错，亚利桑那大学曾经借一群实验者做了一批实验，那是最早在实验室中认真完成的意识研究之一，结果发现在我们死后，意识或许依旧存续。这些研究有严谨的控制，以防造假舞弊，实验显示实验者通常都能讲出逝世亲属的80多条信息，从姓名到个人怪癖，到他们的死亡过程的实际细节。总体而言，这群实验者的准确率达到83%——甚至还有一位的正确次数达到了93%。至于非实验控制组的正确次数，平均占了36%。

　　弗里茨—阿尔贝特·波普曾说，我们死时会产生一种体验，觉得我们的频率和本身的细胞物质"退耦合"，或许死亡只不过是回家，或者讲得更明白一点就是留在原处——返回宇宙能量场。

# 第十一章　该亚发出的电报

　　在迪安·雷丁的记忆中，这肯定是最扣人心弦的时刻，而且他也断定，再也没有比 O. J. 辛普森杀人案的最后结局更引人瞩目的事件，这起案例还凌驾于斯科普斯的"猴子大审"案之上，号称美国的世纪大审。从那辆白色福特野马型车蹿上洛杉矶高速公路狂飙的瞬间开始，每分钟都有千万美国人观看法庭电视节目，目睹剧情发展。从审讯开始至今将近一年，辛普森还在等候陪审团针对他是否凶残血刃发妻和她的情夫进行裁决，同时全世界也有 5 亿观众调整电视频道，想要观看这名野马型车驾驶者最后命运的现场转播。

　　于是许多美国人就这样紧盯着电视荧屏，在整整九个半月的审讯期间，观看 133 天的搜证庭讯、126 位证人、857 件证物，还有种族歧视议题、DNA 鉴定和染血手套、警方和法医专家的反复陈辞，以及伊藤法官两次下令把电视摄影机撤出庭外，厉声斥责当庭争吵的两个法律团队等情况，结果让美国国民生产总值大减，生产力损失约达 400 亿美元。从最初陪审团选定之后过了 1 年零 4 天，这场让人不可自拔、大幅削减日间肥皂剧收视率并且自创电视广告黄金时段的生活写实剧，就要上演大结局。

在最后关头剧情还出现了转折，情节发展扣人心弦。就在陪审团达成一致裁决，齐聚审判室时，陪审团主席阿曼达·库利却发现，她把一个密封的信封留在陪审讨论室内，里面装了写有裁决文的表格。不过，就算她带着这个信封，辩方两位律师，包括辛普森卓越的律师团"梦幻团队"的首席律师约翰尼·科克伦，也不会出席。伊藤法官宣布休庭。裁决内容要等到第二天上午10点才会宣读。全世界还要多等一天。

1995年10月3日，广大观众打开电视机，这次的盛况凌驾于前五次超级碗中的三次收视纪录之上，也超越电视剧《豪门恩怨》中的《谁杀了小杰?》那一集的收视率。裁决文按照伊藤法官所请转交给法庭书记德尔戴·罗伯特森，她和辛普森起立，全世界屏息以待。

"加利福尼亚州州民对欧伦塔尔·詹姆斯·辛普森起诉案裁决文，案件编号BA 097211。本陪审团就上述案情裁决被告欧伦塔尔·詹姆斯·辛普森无罪。"罗伯特森女士宣读道。

审讯全程大半面无表情的辛普森，这时脸上绽开了胜利的笑容。

### 集体意识

辛普森面对两项指控，最后获判无罪。这是故事的最后转折。电视观众得知陪审团的决议后都大感震惊，另外5个沉默的旁观者也是如此——那是5台随机事件发生器计算机：1台位于普林斯顿工程异常研究实验室，1台在阿姆斯特丹大学，另外还有3台是摆在内华达大学。这批计算机事先都经过设定，在判决书宣读前后时段，连续运作了3个小时。

事后雷丁检视所有计算机输出的内容。这五台计算机全都出现三个统计显著高峰，在三个瞬间一致显现：有个小高峰在太平洋时间上午9点整出现，过了1小时还有个较大高峰，接着再过7分钟，又出现一个巨大波峰。这三次起伏的走势，和审讯的三个最关键时刻全都吻合：当节目开始之际，同时也播出初步电视评论——多数人打开电视机的时候，接着是开始播映法庭诉讼实况的时间，最后则是裁决书宣读的瞬间。这些计算机和全世界所有人一样，也都全神贯注，想知道辛普森是有罪还是无罪。

多年来，雷丁不断推敲是否存在集体意识，这种可能也在他心中逐渐成形。早些年，他的母亲热衷于瑜伽，这说不定还是受到她的影响。当然，这项理念经常出现在古文化中，也是种东方人熟悉的概念。然而，包括心理学家威廉·詹姆斯在内的其他人则主张，大脑只不过是映现出这种集体智慧，就像是电台接收信号并对外传送。雷丁和同事观察人类心灵时，便曾经发现心灵有办法扩展本身的范围，这时他们自然心生疑问，若是许多人一致运作，那么这种效应是否能够扩大，还有心灵是否真能凝聚合一并整体运作。倘若每个人和所处环境都能够发展出相干性，那么是否也可能构成团体相干性？

雷丁的想法有点不同，他想要设计出科学的鉴定方法。这方面的开山祖师是罗杰·纳尔逊，他想知道随机事件发生器能不能接收到集体意识的证据。这个想法是出自他的一段经历，那天他正在研读普林斯顿工程异常研究实验室的资料。那是在1993年，纳尔逊53岁，这位心理学博士在普林斯顿工程异常研究实验室负责协调实验。他天生擅长指挥调度，可以让所有人协力合作确保工作顺利进行。1980年，纳尔逊还在佛蒙特州一所学院教书时，就曾在这家实验室度过整个休假年。后来一年变成两年，不久之后，他就通知任教学院他不会回去了。普林斯顿工程异常研究工作让纳尔逊沉醉，那些实验深深吸引了这位生于内布拉斯加州、蓄着红色山羊胡的科学家，又一位哲学科学家接受了召唤，投入科学的边缘领域，而且还是从他还年幼时就开始沉迷于此了。

纳尔逊在普林斯顿土木工程学系熬夜工作，为随机事件发生器的多次作业结果绘制分布图表。他检视图表，只见有些人发出一组意向（高点），还有些图形则代表反面意向（低点），看似毫无反常之处。结果不出所料，高点图示略向左偏，而低点图示则是略向右偏。接着纳尔逊整理出第三项检查的统计资料，这组受试者应该没有对机器发出任何意向。这应该是画成一条底线，而且也应该与单凭运气产生的线图全无二致，因为这时机器是自行运作，完全没有人想要影响结果。然而图示却完全不是那样。图形全都挤在一起，正中央则明显是个例外，清楚地突出一条细小的长形图案，简直就像是个紧握的小拳头，在那里对他耀武扬威。纳尔逊对着图案大笑，笑得从椅子跌落了下来。他竟然会忽略这点？就算是努力不去想任何事情，也有可能自行构成能量焦点。心思是忍不住的。设法完全不要去影响随机事件发生器，仿佛是想办法不要去想事情。凡是集中注意，全都要凝聚意识，或许这个举动本身就要产生秩序。心灵始终是运转不息——注意、思考。

我们思考，因此我们产生影响。

### 凝神专注的片刻

就这方面，普林斯顿工程异常研究实验室向来都有若干证据。纳尔逊见过一些人，通常是女士，她们有办法影响随机事件发生器，而且当她们专注其他事项之时，效果还特别好。纳尔逊开始运用一种装置来进行这类实验，他把这种仪器称为"连续型随机事件发生器"——代表让随机事件发生器连续运作，看机器在例行工作期间，是否记录下较多的正、反面事例，接着再验证在这段作用期间，实验室内发生了什么事情。

纳尔逊据此还发展出另一种观念。日常观察活动的专心程度必然相当低，从事例行活动时，同时从周围接收许多声、光、嗅觉刺激。然而，当人们从事必须相当专心并投入感情的活动——聆听音乐、观赏影剧的精彩片段、参加政治集会或宗教礼拜时——人的所有意念便完全凝聚，以最激昂的心态投入活动。

纳尔逊首先揣摩，意识促成条理秩序或发挥影响的能力，是否要由观察者的专注程度来决定。其次则是，倘若就个人而言是这样，那么当不止一个人时，效果又是如何？他曾经在普林斯顿工程异常研究数据中见到亲密配对组——关系异常密切的人——对随机事件发生器的影响远超过个别受试者。这便暗示，两个心意相通的人，更有能力促使随机系统产生秩序。假定集结一群人，让所有人都专注于同一件事情，那么效应是否还要更强大？群众人数或受吸引程度，是否与效应值有某种关联？他觉得，毕竟在我们的生命当中，所有人都曾经在某些公众集会时刻，感受到集体意识，并几乎能触摸得到。随机事件发生器十分精密、灵敏，或许就正好感应得到这种意识。

纳尔逊决定以眼前的几次集会来测试这个理论。当时雅恩和邓恩正打算于1993年4月参加国际意识研究实验室联合会的大会。这个大会每年开两次，由一些资深学者针对意识角色进行信息交流。当时，纳尔逊打算参加直接心灵疗愈互动小组，聚会地点位于加州的依撒冷研究所，由12名科学家检验心灵治疗的可行研究方式，这个互动小组大有希望发展成影响深远的研讨会。在好莱坞"优良会众"中会得到为他们保留的若干尊崇待遇。就纳尔逊而言，他的课题则是，随机事件发生器是不是也接收得到好的振动。

雅恩和邓恩出发去参加会议，随身携带了一个盒子和一台笔记本电脑，这就相当于随机事件发生器程序，还有用来记录数据的计算机，在研讨会期间，他们让机器持续运作。纳尔逊在依撒冷会场也采用了相同的做法。他们想知道的是，这种由随机活动稳定转移的过程，是否会显现出"信息"环境中的若干变化，还有这是否与共通信息场和会众的集体意识有关。这两组尝试和一般以随机事件发生器所做的尝试有一点不同，那就是与会团体完全不会想要去影响机器。当两组人马回到普林斯顿分析结果时，他们发现里面出现了若干无从否认的效应。他们决定执行一系列同类实验。在另一次同类会议——这次是意识研究协会的聚会，由国际意识研究实验室联合会赞助——所得资料更加明确无疑。图解中央出现大幅斜坡，就在那20分钟期间，现场观众全都聚精会神，针对日常生活的仪式进行热烈讨论。纳尔逊还检视日志，聆听团体成员现场讨论的录音内容。这是现场50位来宾的特殊分享时刻，其中有许多人都加入讨论并发表意见。当时有一位来宾，尽管对随机事件发生器的结果一无所知，却表示团体的能量不同了，而且这种改变几乎能被触摸得到。

纳尔逊在他完成的依撒冷研究中发现，集会讨论到最精彩的时刻，所产生的数据也最大幅偏离了随机结果。

结果耐人寻味，不过这个观念还必须接受在各个地方的进一步检验。不过，要想做更好的实验，他就需要真正可以便携的装备。硬件设备相当笨重，使用不便，还必须自备电源。纳尔逊想到可以采用惠普公司生产的掌上电脑，尺寸比口袋型录音机大一些，上面再摆一台迷你随机事件发生器，联机接到串行端口，然后用一片尼龙搭扣固定位置。

既然不会有人表达任何意向，因此纳尔逊并不关心结果是正面多还是反面多。他只想确定，这种机器是否朝任何方向偏离，以及它偏离一半对一半的随机活动的结果。任何变化——无论是正面较多还是反面较多——全都可以视为背离机会原则。所得资料必须采用另一种统计方法来进行分析，这和普林斯顿工程异常研究实验室的普通研究不同。纳尔逊决定采用"卡方"统计法，分析时取每次运作结果的平方值来绘制图解。凡是有反常行为，只要出现延宕或极端偏离随机正反形式，有违预期的单调结果，都会显现出来。

纳尔逊称之为"场意识"中的实验，有时也以"场随机事件发生器"相称。这个名字带有巧妙的双关意义。这是一种外界场中的随机事件发生器，不过也是用来测试是否存有"意识场"的装置。

纳尔逊决定在各式各样的场合试用他的场随机事件发生器——商务会议、学术会议、幽默研讨会、演奏会和剧场演出。他找出让观众专心投入的精彩事例——大批群众全都同时专注于同一强烈思绪的片刻。有一次，一位宗教团体的成员表示他对普林斯顿工程异常研究很感兴趣，于是纳尔逊便借给他一台场随机事件发生器，让这台机器在他们的 15 次例行集会上现身——包括安息日，还有在满月时举办的典礼。

普林斯顿工程异常研究计划有位工作人员的朋友是一个音乐剧的艺术总监，那个大型音乐剧称为《狂欢会》，每年 12 月在全美八座都市推出并在新年期间上演。那位艺术总监来找纳尔逊，谈到想在他演出时尝试场随机事件发生器。这似乎很理想，有仪式、有音乐，还有群众参与。纳尔逊审阅作品，请那位艺术总监从剧情当中挑出五段最精彩的部分，这些情节最能影响观众，因此也最能影响机器。1995 年，场随机事件发生器在 2 座都市的 10 场演出现身，另外在 1996 年，还在 8 座都市的几场演出期间出现在会场。结果不出所料，纳尔逊预测的重要关头，每一次都使机器产生了错误的数据。

一种明确的模式出现了。机器偏离随机倾向逐渐出现某种秩序，和凝神专注的高峰时刻准确吻合：会议时的特殊发言内容、幽默研讨会上的高潮、活动最热情的时刻。就随机事件发生器而言，活动变化十分细腻微妙，而这些效应却都相当猛烈——3 倍于普林斯顿工程异常研究所得的效应，超乎其个别受试者企图独自影响机器所得的结果。聚会期间，场随机事件发生器两度疯狂偏离常轨，两次都是出现在满月仪式，反面记录远超过常态。

一位宗教团体的成员听纳尔逊谈起所得的结果，他觉得这没什么奇怪。"大致上，"他表示，"我们的安息日并不是非常私密或非常有激情，不过满月偶尔就是这样。"

　　活动的形式并不是真的很重要。最重要的似乎是团体的激昂程度，活动让群众生出神往，而且若是团体凝聚成某种集体共振也会有帮助，特别是对群众意义重大，而且能够引发激情的内容。就幽默研讨会而言，随机事件发生器是在主秀上演时发生了当晚最严重的一次偏离，那场表演实在太好笑，观众起立向台上谐星致敬，还大嚷再演一次。显然，最重要的是所有人都聚精会神、痴迷专注，想法全都一致。

　　这种情况明显是由于每个人的心思全都专注于雷同事项，这便生成一种具有物理效应的团体量子超辐射。就某种意义而言，随机事件发生器就像是种温度计，可以测量团体的动态和相干性。只有商务会议和学术会议对机器没有影响。倘若团体觉得烦闷，注意力飘忽不定，机器同样也感到烦闷。只有心意相通的激昂关头，才似乎有办法凝聚充分的力量，为随机事件发生器的混沌无目标的本性带来若干秩序。

　　纳尔逊对圣地观念相当着迷。这些地方是不是历经几百年不断使用，才被赋予神圣性质，或者那些遗址当初就有某种特性——树木或石块的排列方式、气场，或位置本身，随后便延续下来，促使人类自然而然选择那里做特定用途？古代民族对地球的征兆一向都非常敏感，他们能够解读特定构型，如地脉，也很看重这类表象。倘若某处遗址本身就与众不同，是否那里就凝聚了某种集体意识，就好像活力充沛的螺旋，或者那里是否始终都存有某种旺盛的共鸣？那么这能不能在随机事件发生器上留下任何记录?

纳尔逊决定在美国境内搜寻,想找出美洲土著居民用过的几处圣地。纳尔逊带着他的机器来到怀俄明州的魔鬼塔天然名胜区,观察一名医师进行例行疗愈仪式,好几个部落都认为那里是神圣的地方。随后,他把一台掌上型随机事件发生器装进口袋,徒步环绕魔鬼塔,接着便前往南达科他州翁迪德尼镇,苏族种族大屠杀的发生地点。纳尔逊勘探那处凄凉的荒地、墓园和死难纪念碑。他陷入了深深的平静之中。后来,当他检视那两处遗址的资料,结果毫无疑问:他的机器输出显然受到了影响,而且效应值还远远超过普林斯顿工程异常研究的普通结果,这就仿若曾经在那里生活、亡故的人,全都留下了思绪记忆并绵延至今。

在前往埃及的旅程途中,仔细检视集体记忆和共振本质的最佳的机会出现了。纳尔逊决定进行一次为期两周的旅游,和19位同事组团前往埃及,他们打算拜访重要神庙和古埃及人的几处圣地,这样他们就可以进行几种非正式典礼,比如,吟诵和冥想。借由这趟旅程,他便有机会观察在这类场所投入冥想活动的人,是否真的能够对机器产生更大的影响,事实上,这类场所原本就是为了从事这类活动而建。纳尔逊的上衣口袋装了一台掌上型随机事件发生器,而且随时都保持运作,他就这样参观各处重要遗址——狮身人面像、卡纳克和卢克索的神庙,还有吉萨大金字塔。那台掌上型随机事件发生器一直开着，当旅游团冥想或吟诵，当他们只是在神庙间漫步，甚至当他独自一人只身旅行或冥想之时也都开着。他还做笔记，详尽记载各项活动进行的时间。

当他回到家里，整理所有他所得的数据，这时一种有趣的模式出现了。机器的最强烈效应是出现在旅游团参与仪式期间，如在圣地吟诵之时。各主要金字塔的效应多数都很强，六倍于普林斯顿工程异常研究的普通随机事件发生器的尝试，两倍于一般的场随机事件发生器的尝试。这类强大效应是他所见之最——和亲密配对组的强度相当。然而，当他把自己去过的所有 27 处圣地的资料汇总起来，却发现就在他徒步漫游遗址，只是默然表达崇敬之时，所得结果却更为惊人。显然，土地的气场本身便留下强大效应的记录，和冥想团体完全可以相提并论。

当然，当他在口袋里装了掌上型随机事件发生器四处旅游时，他本身的预期心态或许便产生了影响——这种"实验者效应"众所皆知。这很可能是其他访客的集体预期心态和敬畏之情所造成的——毕竟，他之前还从来没有只身来过那些遗址。不过，其他几项控制变量却证明情况还要略显复杂。还有一次，当旅游团在另一类场所从事吟诵、冥想活动，尽管那些地点并不带有神圣之名，掌上型随机事件发生器依旧呈现显著效应，但都比较微弱。尽管有时候旅游团成员似乎也能够彼此达到一致——一次是在日食期间，一次是参加特殊活动，还有一次是在日落生日派对时，但机器呈现的效应却依旧很微弱，和随机事件发生器标准尝试过程所观察到的效应相比大不了多少。纳尔逊还监视他亲身专心投入的一连串仪式——在清真寺祈祷或几项徒步仪式，还有观察象形文字，并设法"解读"的过程。这些仪式都让纳尔逊全心投入——其中有些还让他感动不已。不过，机器输出依旧只是略为偏离常态，并且和他在普林斯顿的家中坐在随机事件发生器前面所得出的结果相比，也不见得更多。显然有某种共鸣在那些遗址回荡，说不定还是绵延不绝的同调记忆。

地点类型和旅游团活动，似乎都可以助长产生团体意识。在圣地遗址，就算没有吟诵歌咏，只要有团体现身，甚至就连地方本身，都拥有强烈的共鸣意识。就连比较世俗的活动进行期间，或待在比较平庸的场所，只要团体聚精会神，都会在机器上留下效应的记录。同时当纳尔逊独自一人，不管他是多么专注投入，所产生的效应值都无法与团体的影响相匹敌。

他的数据还有一项值得注意的要素。当他前往吉萨高原，来到胡夫大金字塔参观，这时掌上型随机事件发生器便偏离随机正态。他们在王后的陵寝和大甬道上两度齐聚吟诵，机器都朝正面偏转，接着他们来到国王的陵寝，机器在他们吟诵之时便朝逆向大幅偏转。在卡纳克时也发生了类似情况。纳尔逊将结果描绘成图，完成之际他便大感惊奇：两组图形都构成一座大金字塔。这令人不由得思索，就某种程度而言，掌上型随机事件发生器是随着纳尔逊同步经历了他那趟旅程。

迪安·雷丁也出席了直接心灵疗愈学会的聚会，而且还见到了纳尔逊的诡异数据。既然雷丁曾经与纳尔逊共事，还一度与他协力撰写普林斯顿工程异常研究数据的后设分析报告，他自然成为重做纳尔逊研究的适当人选。

雷丁在他的第一批研究当中也发现了纳尔逊所见的现象，倘若房间里面或遗址现场出现了场随机事件发生器，这类效应就会出现。不过，若是距离很远呢？要想跨越远距使心意相通，最明显的工具就是电视。所有人都看电视，通俗节目还特别普及。观众看电视时，心中是不是都在想相同的事情？要测试这点，雷丁需要的不只是一出情景喜剧——必须是大事件，要保证能让观众正襟危坐。因此辛普森案陪审裁决便成为最佳选择。不过，就雷丁的初步研究而言，他选定了1995年3月的第67届奥斯卡金像奖颁奖典礼，这个节目估计达到10亿收视人数，构成他心目中的最大观众群之一。这群观众分别来自120个国家，因此他们构成的整体注意力，便会从世界各地汇集而来。

雷丁希望进一步证明，这种效应是从任意距离同时产生，于是他使用两台随机事件发生器，分别摆放在不同地点。他在3月27日观看颁奖典礼之时，把一台摆在离他约18米的地方，另一台则与他相距约19公里，摆在他的实验室中自行运作，而且不是放在电视机前面。节目播放期间，雷丁和他的助理便积极做笔记，逐一记录节目的每分钟的发展情况，写下精彩和沉闷的时刻。凡是出现高潮的时刻，宣布最佳影片得主、最佳男演员和女演员时，全都做时间测定，并记下这是"高度相干"时段。

节目结束后，他检视所得数据。当最精彩的片段出现时，机器的秩序层级便提升到极高点，侥幸出现这种情况的概率是1‰。另一方面，当沉闷片段出现时，秩序层级便达到最低点，侥幸出现这种情况的概率则是十分之一或更高。两台计算机都在颁奖之后继续运作了四个小时，在这段控制期间，先出现了一个微弱高峰，或许是在回味颁奖典礼的结束情况，随后便双双迅速回归正态随机行为。1 年之后，雷丁重做他自己的实验，得到相仿的结果。他在 1996 年 7 月的夏季奥运会也得到了相同的结果，当然就辛普森审判来说也是如此。

雷丁借 1996 年超级碗试验他的机器，当年 2 月的一个晚上，他还在一般黄金时段，针对四大电视台所有的节目进行测试。"超级碗"球赛进入最重要关头，机器略微偏离常轨，不过效应很弱，完全比不上辛普森案审判或奥斯卡金像奖那么明显。说不定这和运动比赛的一种明显特性有关——参赛队伍各有球迷支持加油，于是两群球迷对每次表现的反应各有不同，激昂程度也高下有别。雷丁也明白，这或许也和广告插播次数有关，播映过程不时都有广告打断比赛，特别是"超级碗"播映期间的广告，已经和比赛本身同样受欢迎，于是精彩片段和沉闷片段就很难区分。这些从研究结果都看得出来。

雷丁针对黄金时段电视节目做了另一项研究，他假定机器和人类观察者都会在节目的精彩时刻出现高峰，然后在结束之际，在通常都有广告播出的时段缓和下来。结果正是如此。尽管效应值并非特别明显，不过就在观众应该是最专心观赏电视节目时，机器产生秩序的倾向便达到高峰。

## 校准频率的共鸣

迪特尔·瓦托和纳尔逊是吉森大学临床和生理心理学系的同事，他认为喜爱瓦格纳音乐的人都是狂热乐迷。多年来，拜罗伊特的节日剧院（瓦格纳为自己修建的剧院）差不多已经变成一处圣地，每年瓦格纳迷都来此集会，定期举办瓦格纳音乐节。这群人是真正的瓦格纳狂，熟悉每个音符，每段激昂或消沉的情绪，还乐意花上 15 个小时静坐欣赏全套《尼伯龙根的指环》。节日剧院的现场乐迷多数都是瓦格纳专家。简单来讲，这就构成了场随机事件发生器实验的理想观众。

1996 年，本身就是瓦格纳热情乐迷的瓦托，顶着灰白油亮的蓬皮杜发型，得意扬扬地参加音乐节，还带了一台场随机事件发生器，随录下第一轮多部歌剧的演出情形。第二年他又做了相同的实验，然后过一年又重做了一次。总计下来，那台随机事件发生器花了无数小时，出席欣赏瓦格纳的歌剧——从《特里斯坦和伊索尔德》到《众神的黄昏》总共九出。整体看来，这3年期间的趋势前后一致，在情绪最激昂的场面，或音乐表现最华丽时，例如合唱的部分，机器都呈现条理秩序整体变化。

就这点而言，普林斯顿工程异常研究实验室和瓦托所得的结果并不相符。他们还曾经带着场随机事件发生器，前往观赏纽约市多姿多彩的歌剧和各式表演，结果却显示，机器的反应并没有达到显著水平。显然，观众的注意力必须能够达到瓦格纳乐迷的强度，否则对机器将不会产生丝毫影响。瓦托得出结论，认为观众必须深入了解音乐，还要能够校准频率，才比较有可能产生共鸣。

还有人得出更有趣的结果，那是雷丁的另一位密切共事的伙伴、来自阿姆斯特丹的迪克·毕尔曼教授。毕尔曼经常试图重做雷丁的研究，他决定拿场随机事件发生器，前往一处传说闹鬼的房子做实验。这处房子似乎有"喧闹鬼"作祟——莫名活动或大型物体无端移位，有人认为这是鬼魂在作怪（因为常伴随着巨大声响，所以才叫喧闹鬼）。据说喧闹鬼不过是人类发出的强烈能量，往往源自狂躁的青少年，但就某些来源来说，这种说法并不足采信。毕尔曼安装了一台随机事件发生器，根据那户人家所述，拿喧闹作用出现时机来和机器的随机输出正反比例进行对照。当房中有物品四处乱飞之际，同时机器也出现偏离概率的现象。这说不定是某个意念十分强烈的人所造成的，借由宇宙能量场中的强烈量子效应，造成这种喧闹鬼效应。

## 普林斯顿的毕业日

传说普林斯顿毕业典礼当天太阳始终会高照其上空。当地传言说，就算天气预报有雨，当天的降雨都会停歇，直到毕业典礼结束为止。纳尔逊每年都喜欢和太太参加毕业典礼，而且还不止一次谈到天气真好。这时他便开始纳闷，或许这并不只是巧合。场随机事件发生器研究在他心中引出几个问题，不知道这种场意识如何在现实生活中运作。他想到或许是因为整个大学社群集体期望阳光普照，才产生效应，驱散雨云。

他完整搜罗了过去 30 年的天气报告，检视普林斯顿毕业典礼前后，还有毕业日的天气状况，他想要查出每日的降雨量，也检视普林斯顿周围 6 个城镇的天气，作为控制组。

纳尔逊的分析显现若干古怪效应，仿佛就在普林斯顿的学生毕业当天，大学周围出现了某种集体雨伞。在那 30 年期间，72%（将近 3/4）的毕业日都没有下雨，周围城镇相较只达 67%（将近 2/3）。从统计角度来讲，这表示在毕业典礼期间，普林斯顿有某种神奇的晴天效应，而周围的所有城镇的降雨量则和每年同期的常态雨量相等。甚至某次普林斯顿毕业日当天降雨累积达 66 毫米，但奇怪的是，这天的降雨也在典礼中停歇，直到典礼结束。

纳尔逊的普林斯顿天气研究只是把小小的量尺，用来测度人们能不能对环境产生正面效应。20年来，超觉静坐组织都在进行系统测试，接续完成几十项研究，检视团体冥想是否能够缓解世界的暴力和争端。这项主张源自超觉静坐祖师爷、印度瑜伽大师玛赫西，他认为个人压力导致世界压力，而团体安宁则造就世界安宁。他提出假设，认为当某地有1%的人修习超觉静坐，或者某族群中有10%的人口投入修习超觉静坐，进行较高级的积极冥想方式，那么各种冲突——枪击等形式的犯罪率、药物滥用率，甚至交通事故比例——全都可以下降。根据这种"玛赫西"效应观念，规律修习超觉静坐，让人和一种连接万物的基本源场取得联系——这种概念和零点能量场不无相仿。只要投入人数够多，协调性就必然会向外传播，遍及整个族群。

超觉静坐组织将此命名为"超光放射"，因为他们认为，就如脑中或激光的超辐射能够创造协调性和统一性，冥想也同样能够为社会带来相同效应。世界各地都组成了瑜伽和平飞行团，专门针对几个冲突地区进行"冥想精耕"。从1979年开始，美国的一支超光放射团体，每天都在艾奥瓦州的费尔菲尔德城的玛赫西国际大学聚集两次，人数从几百人到8 000人不等，设法为世界创造更和谐的环境。

尽管超觉静坐组织也曾受人讥笑，大半是由于推广活动让玛赫西个人获益较多，仅以数据的价值就足以令人信服。其中有多项研究都在久负盛名的期刊上发表，比如，《冲突解决》

《心灵和行为》以及《社会指标研究》期刊，这表示那些研究必然都通过了严苛的审核程序。最近有一项"华盛顿特区全国示范方案"研究，在1993年执行了2个月，结果显示当该地的超光放射团体人数增长到4 000人时，暴力犯罪便开始递减，下降达24%，而且直到实验进入尾声都在持续下降，而在当年的前五个月期间，犯罪率却都是在稳定攀升。一旦团体解散，犯罪率马上又提高。这项研究证明，这种效应不可能肇因于气候、警方等因素，也不能归功于专门打击犯罪的任何防治活动。

另一项在美国24个城市执行的研究则显示，每当一个城市规律修习超觉静坐的人数，达到全市人口数的1%，那里的犯罪率便下降达24%。接着有一项后续研究在48个城市进行，其中半数城市有1%的人口修习冥想，该城市组的犯罪率下降了22%，相形之下，控制都市组则是上升了2%，此外犯罪趋势率也压低了89%，相形之下，控制都市组则上升了53%。

超觉静坐组织甚至还研究过，团体冥想能不能影响世界和平。1983年有项研究审视以色列的超觉静坐特别聚会，并逐日追踪以阿冲突，为期2个月。当参与冥想人数很多，当日黎巴嫩战死人数便较少，比例下降了76%，而且当地犯罪、交通和火警事故也全都减少了。这次同样也把天气、周末或假日等共同影响全都纳入控制。

超觉静坐研究，还有纳尔逊的场随机事件发生器成果，都各自以小规模的初步做法，为很多人带来了希望。正义的力量毕竟还是能够战胜邪恶势力。我们有能力创造更好的社群。我们能够凝聚众人之力，让世界变得更好。

### 该亚电图

雷丁想出这种观念的时候，自己都感到有点可笑。1997年年底，他和纳尔逊前往弗赖堡参加研讨会，两人还谈到，用随机事件发生器做研究时，是不是也该把脑电图仪一类的生理测量仪器纳入其中。谈到一半，雷丁提出"就看看该亚的脑电图吧，有何不可？"

纳尔逊立刻抓住这个想法。由于脑电图仪是借由黏贴在头皮的电极来读取人脑活动，因此这种仪器或许能够取得该亚的心灵读数。该亚是指地球，许多人都喜欢使用这个称呼，这是由詹姆斯·拉夫洛克起的名字，源自希腊的大地女神之名。他假定地球是一个生命体，本身具有意识。说不定他们可以在世界各定点架设随机事件发生器，构成一套全球网络。然后这台世界脑电图仪就可以不停运转，持续测得集体心灵的起伏状态。在他们命名构思期间，纳尔逊的另一位同事想出"该亚电图"一词，简写为EGG。纳尔逊偏爱"智慧圈"，这是法国学者所创的名词，反映出地球由一层智慧环绕的观念。尽管后来纳尔逊还根据这项观念，在普林斯顿发展出独立于普林斯顿工程异常研究之外的"地球意识计划"，到头来还是以该亚电图之名传世。

倘若每个人所发出的意识场，果真都能够在心意相通的片刻彼此结合，那么纳尔逊便希望检视，我们这个时代最动人心弦的事件所引发的集体反应，是否能够对极端敏感的量尺，如随机事件发生器，产生某种共通影响。辛普森案审判就是这项研究的一个初步尝试，多台机器在不同地点分别运作并比较结果。

刚开始纳尔逊召集了一小群科学家，由他们在 1998 年 8 月启动所属随机事件发生器。最后他总共召集了 40 位科学家构成网络，在世界各地操作随机事件发生器。这项计划激发出了汹涌的数据波浪。数据流不断倾泻而出，沿着互联网蜂拥传输，接着便与现代历史的重大关头两相比对——美国的小肯尼迪身亡和几乎成案的克林顿总统弹劾事件；巴黎的协和飞机坠毁和南斯拉夫轰炸；洪水泛滥、火山爆发与新千年元旦庆典。

就连该亚电图仪正式运作之前，其原型机便接受了真正的考验，当时备受世人喜爱的戴安娜王妃，在巴黎的隧道遇难身亡。在戴安娜王妃的葬礼前后，以及出殡期间所记录的数据都经过汇总，并与官方行程相互比对。结果发现，在戴安娜所有公开仪式期间，机器都偏离随机常轨，单凭运气出现这种效应的概率为 1%。

然而，当纳尔逊检视相仿数据，这次是特蕾莎修女的葬礼记录，时间稍后但相隔不久，机器并没有显现哀戚效应。特蕾莎修女早就病了，逝世并不出人意料。她年纪很大，活出精彩的一生，还留下辉煌的成就。显然，一生麻烦不断的年轻王妃的悲剧引起了全世界的关注，而且随机事件发生器也测出了这点。美国的选举似乎并没有引起世界的关注，甚至连莫妮卡·莱温斯基性丑闻都没有。不过，新千年元旦庆典、重大灾害和惨祸，却激起一阵冷战颤，顺着集体脊柱向外传送，也借由机器忠实地显现出来。就影响极深远的事例而言，世贸中心毫不意外列名其上，这种极大效应，在9月11日的恐怖攻击期间，还有在事发之后的片刻都感受得到。

## 世界心灵

这些初步结果引出若干问题，吸引纳尔逊和雷丁一探究竟。如果有所谓的世界心灵，那么人类历史上最壮阔、最伟大的时刻，或许就可以用世界心灵闪现的灵感火花来解释，而且说不定负面意识就像是病菌，也能够感染、控制民众。第一次世界大战之后，德国在各方面都陷入低潮。这种低落处境是否在量子能级上影响德国人，让最擅长以言辞煽惑人心的希特勒创造出纳粹派共同体，任其自行滋长壮大？西班牙异端裁判所，是不是也该归咎于集体意识？

还有人类的最伟大成就方面呢？灵感乍现是不是也出自世界心灵？某些年代的艺术昌盛或高度觉醒现象，是否要归功于某种能量结合？古希腊呢？文艺复兴呢？创造力是否也能够感染传播，这能不能解释维也纳在18世纪90年代的爆发性创意成果，以及英国流行音乐在20世纪60年代的蓬勃发展？或许零点能量场就是种潜在因素，可以用来解释某些难以解释的自然同步模式，比如，经过科学验证的生理现象——相邻而居女性的月经周期会渐趋吻合。这是否也可以解释这个世界的情绪、智力同步模式？

这是第一个迹象，显示团体意识是借由零点能量场一类的媒介，在无垠宇宙间发挥普遍的组织因子功能。然而，以现有的技术，纳尔逊只能初步掌握吉光片羽的证据，即随机活动的微小误差。至今，他最多也只能测量一颗卵石，或充其量就是一把沙粒——世上某一个人或某一小群人的量子效应。有一天，或许他会有办法测量整片沙滩的效应，而那正是最根本的要点。沙滩应该整片测量，整个滩岸的沙粒是不可细分的。

自从埃德加·米切尔在25年前深深体验到集体意识以来，科学界这才开始在实验室中确认真相。

# 第十二章　零点时代

　　2001年1月某个寒冷的日子里，来自10个国家的60名科学家，齐聚英国索塞克斯大学，挤在一间处在角落的灰黄狭窄的教室里，用心构思他们该如何飞越30多万亿公里跨入深空。美国国家航空航天局已经在国内举办了几场"突破推进物理学"专题讨论会，这次国际会议也是针对同一课题：这是最早以推进方式为主题举办的独立讨论会之一。果然，这引来众多权威物理学家共襄盛举，包括英国官方代表、一位国家航空航天局高官、法国的众多天体物理学家（分别来自"马赛天体物理学国家实验室"和"重力、相对性与宇宙学国家实验室"）、来自美国和欧洲国家的多位教授，还有约15位私营企业代表。这只是一场种子会议，并不是真正的科学研讨会，主要目的是开创新局面——作为2001年12月才要举办的国际研讨会的先导会议。不过，教室内无疑充满期待的气氛，每位出席人士都是处于科学知识界的最前缘，甚至还可能目睹新时代初露曙光。研讨会筹办者格拉汉姆·恩尼斯放出风声，吸引英国多数主要报刊和科学杂志都派代表来到会场，他预言在5年内，我们就能够自行打造小型火箭，以曲速引擎让卫星维持正确位置。

不管与会听众多么具有威望，最崇高的席位还是保留给了哈尔·普索夫博士，当时他已经 60 出头，略显清瘦，不过依旧顶着一头浓密的华发。普索夫花了将近 30 年光阴费心思量，探究我们是否能够驾驭星际空间。对现场少数年轻成员而言，普索夫已经成为令他们崇拜的偶像。有一位叫理查德·欧伯希的年轻物理学家代表英国政府与会，他在大学时代偶然读到普索夫的几篇关于零点能量场的论文，对其中蕴含的意义大感震惊，甚至还因此改变了他事业生涯的方向。如今他遇上双重良机，很可能认识这位大人物，还有机会在他之前先上台发表简短的引言，讨论真空操控的做法——当天重点课题的热身演讲。

从外界来看，所有人都会认为这可不是无关紧要的演练，绝非一群掌权的技术专家以建造终极科技玩具来取乐。讲堂内的科学家全都明白，地球残存的化石燃料最多只够用 50 年，人类也面对最严重的危机，眼看我们的世界，由于温室效应逐渐变成毒气室。寻找新能源不只是为了满足宇宙飞船的需要，这也事关人类存亡。必须找出新能源来为世界提供动力，也为下一代保障地球的安全。

30 年来，不断有人采用最古怪的崭新物理观念，私下进行各种实验。有关秘密实验场的谣言四处流传，说是洛斯阿莫斯等地都编列几十亿"黑市"预算，但国家航空航天局和美国军方一再强烈否认此事。就连英国航天公司本身都推动了一项秘密计划——代号为绿光计划，目的是要研究关闭重力的可能做法。

此外还有众多可能的课题，全都以确凿的物理证据为基础，首日会议的主持人恩尼斯便表示，以此抛砖引玉，说不定能够促成太空飞行的崭新推进方式。或许可以控制惯量，就能够以微弱动力，移动宇宙飞船这类大型物体；由数种核融合技术择一运用，这种技术需要极高的压力和温度；仿效俄国人的成就来运用放射性分裂反应堆；运用缆索，这就会吸取静电能；运用物质——反物质效应，借物质遇上对等反物质所产生反应来获得能量；改变电磁场；或者旋转超导体。有次美国国家航空航天局在新墨西哥州阿尔伯克基市举办代表大会，他们在会上探讨可不可能让宇宙飞船自行产生虫洞，这就很像是卡尔·萨根在《接触》一书中描述的虚构情节。有几家私营企业，包括洛克希德·马丁公司，都热切参与并出手协助。这对地球上的日常生活，说不定有许多实际用途。举例来说，试想人们若是能够关闭重力让病患悬浮，或许就可以让褥疮成为过往云烟。

或者还可以尝试更古怪的事情——尝试从空间虚无本身来吸取能量。科学家同意"零点能量场"代表一种极有希望的前景——"无垠宇宙的免费午餐"，恩尼斯便经常这样形容，那是种无中生有，取之不尽的补给。加州马利布市的休斯研究实验室的物理学家罗伯特·福沃德就此写成一篇论文，从理论上探讨实验可能的做法，从此物理学界才开始相信，明白这有可能实现，更重要的是，还得以从中取出能量。

第二天普索夫发表演讲，他从量子力学角度来说明，若是人们打算从宇宙能量场吸取能量，有几种方式可供选择，必须和重力"退耦合"，减弱惯性或是从真空获得充分的能量来与这两者抗衡。在此之前，美国空军已经向福沃德提出初步建议，认为他可以做研究来测量卡西米尔力，也就是介于两片金属板之间的量子作用力，这是由于两板中介空间有局部屏蔽，阻隔真空中的零点起伏，于是零点能量场的能量辐射便失去平衡。福沃德是重力论专家，于是爱德华空军基地菲利普斯实验室的推进理事会便指派他负责这项研究，这个理事会的使命，就是要发起研究来钻研 21 世纪的太空推进动力。

他们已经证明，运用科技或许可以变动真空起伏。然而，卡西米尔力的作用微弱得难以想象——若两块金属板间距为 1/1 000 毫米，则其压力仅达大气压力的亿分之一。伯尼·海施和丹尼尔·科尔发表了一篇论文，从理论上指出，当建造一台真空引擎，把不计其数的同类碰撞金属板纳入，每组都各自生热，最后便彼此接触并产生动力。问题是每块金属板所产生的能量，最多也只达半个微瓦特——普索夫表示这实在是没什么好吹嘘的。需要一组细小系统以超高速运作，这样才能指望其发挥用途。

福沃德认为，或许有可能做个实验，改变真空的情况，从而改动惯量。他建议进行 4 种实验来测试这个概念。从事量子电动力学研究的科学家已经证明，一旦能够操控原子的自发射率，就有可能控制这种真空起伏。根据普索夫的想法，电子绕行原子核所需能量，都是取自虚无空间的量子起伏，因此它们才能呼啸急驰而速度不会减慢下来。如果我们能够操控那种场，他说，那么我们就能够使原子不再稳定，然后就可以从中取得动力。

就理论而言，从零点能量场吸取能量是有可能办到的，就连自然科学界也曾推测，当宇宙线"动力提升"时，就会出现这种情况，或许当超新星和 γ 射线爆发源释放出能量的时刻也是如此。此外还有几种概念，如声、光波动的惊人转换现象，或称为"声致冷光"。这种现象牵涉到强烈声波轰击水分产生气泡，接着气泡急速收缩崩陷并发出一道闪光。根据某些领域的理论，这种现象是肇因于气泡里面的零点能量场，一旦气泡收缩，零点能量场便转成光。不过，普索夫已经针对所有这些观念完成测试，他认为这些都毫无前景可言。

美国空军也曾经探讨宇宙线是由零点能量场的能量驱动的观念，还发现质子可以在一种真空陷阱里面推进加速，这种陷阱经过低温冷却，完全没有碰撞现象——这就是个真空室，经过极度冷却到最接近绝对零度。结果大概就是人类能力所及的最虚无空间，一旦质子开始提高移动速率，就可以设法从质子真空起伏中吸取能量。另一个观念是要借由专门设计的天线，让零点能量较活跃的高频部分减速。

普索夫也曾经在他的实验室中，随性测试一种做法，这要牵涉到原子或分子的微扰基态。根据他构思的理论，这些都只是平衡态，和零点能量场的辐射／吸收动态交换有连带关系。所以，当运用某种卡西米尔空腔（Casimir cavity），原子或分子便有可能经历能量转移，结果便会改动与基态有关的激发作用。当时他已经在一处同步加速设施展开实验来测试这种现象，那个地方有一台特制的次原子加速器，不过截至当时，所有实验全都失败。

于是，普索夫便想要彻底修改整套计划，借此来贯彻一项理念——韦尔斯大学的广义相对性理论学家米格尔·阿尔库比雷率先提出的一项假设。之前阿尔库比雷便曾费心斟酌，想知道《星际迷航》电影中描述的曲速引擎是否实际可行。假设不理会量子论，把它看成广义相对性的问题。这时就不会诉诸玻尔，而是求助于爱因斯坦。倘若设法更改时空的度量，这会产生什么结果？倘若用上爱因斯坦的弯曲时空，就可以把真空当成一种可以极化的介质。接着按照诺贝尔奖得主李政道的讲法，做一点"真空工程学"。这种诠释就可以解释光线的弯曲现象，比方说，当光线接近大质量物体时，由于该质量附近的真空折射率出现变化，于是光线便会弯曲。时空的度量是由光的传播来界定的。或许有办法降低零点能量场的折射率，接着这就会提高光速。倘若把时空进行极大幅度的修改，光速就会大幅提高。接着质量就会减小，能量键的强度则会提高——就理论而言，这些特征就有可能促成星际旅行。

这个做法是要扭曲、扩展宇宙飞船后方的时空，并收缩前方的时空，接着就可以乘着时空浪头以超光速前进。换句话说，这是采用工程师的手法来重组广义相对性。倘若有办法做到这点，就能够建造出以10倍光速前进的宇宙飞船，地球上的人可以清楚地看到这种现象，然而船内的航天员却无缘目睹。最后就能造出类似《星际迷航》中的那种曲速引擎。

普索夫把这种手法称为"度量工程学"，这样一来，就可以让时空把你推离地球，朝向目标前进。只要生成大规模的卡西米尔式作用力，这就有可能办到。还有一种度量工程学大概也可行，这也必须使用卡西米尔力，那就是移行穿越虫洞——也就是普索夫所说的"宇宙地下铁"。虫洞把人类和宇宙的遥远区域串联起来，就好像《接触》一片中的虚构情节。

"不过，我们还要多久才能真正实现这些构想？"观众发问。普索夫咳嗽了几下，清理一下喉咙，这是他的一个小怪癖。"或许要花20年才能实现，"他简短答复道，"或者也可能要这么多年才能断定这完全无法实现。"在他有生之年，大概是看不到太空旅行的壮阔场面，不过他依旧抱有希望，期望在死前能够开始吸取这种能量来作为地面燃料。

第一届国际推进专题研讨会无疑是成功的，长年独立钻研能量、推力问题的物理学家，来此聚会都有所得，而且说不定要历经半个世纪，这些努力才能够取得成果。所有人都清楚地知道，他们的探索还只是开始，有一天，就如阿瑟·克拉克的说法，这会让今天的最新成就——大胆跨出地球大气层的壮举，看来就和 19 世纪借热气球企图克服飞行难关没有两样。不过，普索夫还有许多老同事住在世界的不同地区，这些人也都 60 多岁了，他们长年投入研究，没有浮夸，所从事的活动都比较踏实，却也同样具有革命创见，所有人都就这项观念提出论断，认为宇宙间的一切交流，全都是以脉动频率为之，宇宙能量场则提供基础，让万事万物都彼此交流。

巴黎的数字生物企业团队依旧坐落于他们的移动式小屋，这时他们捕捉、复制和传输细胞电磁信号的技术已经臻于完美。自 1997 年以来，邦弗尼斯特和他在数字生物企业的同事，已经申请了 3 项专利，这几个专利用途广泛。从生物学家的角色来看，邦弗尼斯特自然认为这些用途具有医学价值。他认为他的发现能够另辟蹊径，缔造全新的数字生物学和数字医学，取代如今效果难定的粗陋药物疗法。

他在心中寻思，若不需要分子本身，只需要分子的信号，那么就不必服药，也不用取得身体样本来做切片、化验有毒物质，或检测寄生生物、细菌等病原体。他在一项研究当中已经证明，可以使用频率发送信号来侦测大肠杆菌。我们知道，当胶乳分子经过敏化，对特定抗体有敏锐反应，这时只要出现大肠杆菌 KI，胶乳便会凝聚。邦弗尼斯特分别记录下大肠杆菌、另一种细菌以及其他控制物质的信号，接着他就取这些材料添入胶乳分子，结果发现大肠杆菌所凝聚的分子团最大。不久之后，他的团队成功检测大肠杆菌的记录时，便几乎达到完美的程度。

采用数字记录法，我们就可以找出传染性蛋白一类的病原，而目前这还没有可靠的检测方法，而且也不必再浪费宝贵的实验室资源来确定体内是否出现抗原，还有身体是否已经发动抗体来对抗。或许这也表示，说不定我们生病的时候并不必吃药。只要播放恶毒的频率，就可以把不受欢迎的寄生生物或细菌赶走。我们可以采用电磁方式来检测危害作物的微生物，或以这些做法来查明食物是否经过基因修改。若是能够找出正确频率，我们就不必使用危险的杀虫剂，只要使用电磁信号，就可以杀死害虫。甚至也不必亲自进行这种检测工作，几乎所有的测试样本，都可以借由电子邮件传递，并在远方遥控操作。

美国 AND 公司，在纽约、多伦多和哥本哈根都设有办事处，他们根据卡尔·普里布拉姆和沃尔特·申普的大脑运作观念，经年累月从事人工智能研究。那家公司有一套独家系统，称为"全息神经技术"，已经在全世界取得专利。这套系统使用全息原理和波编码法，让计算机不到 1 分钟，就能了解成千上万的刺激——反应记忆，还能够在一秒钟之内，对成千上万的同类模式做出反应。按照 AND 公司的想法，他们的系统是大脑运作的人工复制品。只拥有少数突触的单一神经元细胞，能够在片刻间获得记忆。几百万组记忆便可以迭加起来。这套模型证明了这种细胞如何记忆抽象思维，比如，一个概念或一张脸孔。AND 公司对这项技术有一套壮阔的计划，他们打算建立战略商务单位，各司不同专业，若是发展顺利，这就有可能让信息处理彻底改变，而且几乎囊括一切产业。

弗里茨—阿尔贝特·波普和他的生物物理学国际研究院科学家团队，也开始试验生物光子发射检测法，希望借此来断定食物是否新鲜。他的实验和背后的理论方法，已经逐渐被科学界采信。

迪安·雷丁把他的若干研究贴上互联网，延揽网友参与，加入几项庞大的计算机化实验。布劳德和塔尔格继续探索人类意向和心灵治疗，他们做了更多研究。布伦达·邓恩和罗伯特·雅恩的数据堆积如山，而且还在持续增添。罗杰·纳尔逊投入地球意识计划，使用集体宇宙震动仪来继续测量微弱震颤。

埃德加·米切尔在计算预期系统（CASYS）1999 年大会上发表关于基本方针的演讲，那场数学研讨会在比利时的列日市召开，由预期系统研究学会赞助筹办。他结合量子全息和人类意识所得的综合理论也被大会纳入讨论。生物体内存有量子共振，还有零点能量场能够把信息编成密码，促成实时沟通。他说，这个发现意义重大，称得上是人类意识的罗塞塔石碑。他

30 年来所钻研的各个领域，终于开始熔于一炉。

就在那次研讨会上，他和普里布拉姆都受到表扬，赞许他们探索外层空间和内太空的成就——普里布拉姆是以全息大脑的科学研究为人认可，米切尔则是以知性科学的杰出学术成果而获得殊荣。同年，普里布拉姆获颁达格玛暨瓦茨拉夫·哈维尔奖，感谢他结合科学与人文的功绩。

哈尔·普索夫在美国国家航空航天局担任小组委员，隶属"突破推进计划"的非正式小组委员会：先进深远太空运输组。他说，这群人是位于"边陲的边陲"。

普索夫主持高等研究学院，肩负信息交流职责，凡是发明家或公司开发出奇巧器械，自认为有办法接通零点能量场，他会针对各项发明做最彻底的测试——从器械输出的能量，必须超过输入的才行。至今他已经测试了 30 种装置，但全都没有通过考验。不过他依旧充满信心，不改开疆辟土的科学精神。

就他们研究发现的真正内涵而言，这类实际用途只不过是虚幻的技术表象。所有这些人——雅恩和普索夫、波普和普里布拉姆——除了是科学家之外，也全都是哲学家，而当他们加紧推动实验工作，百忙之中偶尔也会想到，他们深耕所得的影响十分深远，甚至还有可能构成一门崭新的科学。他们已经初窥堂奥，逐渐揭开量子物理学的众多不解之谜。彼得·米洛尼在美国国家航空航天局的洛斯阿莫斯基地工作，他曾经揣测，倘若量子论的奠基前辈当初是以古典物理学来钻研零点能量场，那么所得结果就比较会让科学界称心如意，也不至于像量子物理学这样产生出许多无解的难题。如今有些人认为，有一天会出现修正版古典论，将零点能量场纳入考虑并取代量子论。这些科学家的研究成果，说不定会把量子物理学的"量子"两字拿掉，并创造出统一的世界物理学，巨细靡遗地解释万物。

这群科学家各自投入令人难以置信的发现之旅。年轻时代的他们都是头角峥嵘，研究生涯开展初期，也各自谨守若干信条——科学同侪的观念和公认的知识：

人类是种生存机器，大体上就是以化学物质和遗传编码来维持运作。

大脑是独行其是的器官，也是意识所在的地方，而且其主要原动力也是化学作用——细胞的交流和DNA的编码。

人类基本上是孤立于所处世界之外，而且他的心灵也是与肉体分离的。

时间和空间都是有限的普世秩序。

没有东西能够超越光速。

他们每个人都遇到过违背这类思想的反常事例，而且都有勇气提出质疑，自主钻研，一探究竟。他们一个接一个苦心孤诣投入实验，不断尝试，不断错误，终于各自认清形势，每个信条——物理学和生物学的基石——或许都是错的：

世界的沟通并不是发生在牛顿的有形领域，而是发生于海森堡的次原子世界。

细胞和 DNA 借由频率来沟通。

大脑是以脉动波来感知世界并自行留下记录。

宇宙有种次结构基础，这种支撑构造基本上就是记录万物的媒介，万物便得以借此来彼此沟通。

人类和所处环境不可分割。有生命的意识并不是种孤立的实体，而且能够使世界其余部分更有秩序。人类的意识拥有强大的力量，可以自我疗愈，能够疗愈世界——或者可以说，我们有办法随心所欲来改造世界。

在他们实验室的每一天，这群科学家探得雪泥鸿爪，由他们的发现瞥见可能的真相。他们发现，人类相当了不起，绝对不只是演化的偶发现象或遗传基因存储器。他们的成果暗示，智慧并非各行其是，而是统一的，远比达尔文或牛顿想象中的更壮阔、更精致，这并不是种随机、混沌的过程，而是有理性并有其目的。他们发现，在生命的动态川流当中，秩序主宰一切。

这些发现说不定就能够从多方面产生实际用途，改变未来世代的生活，包括消耗较少燃料的旅行和瞬间悬浮。不过就以人类最深潜能方面的学问而论，他们的研究还令人联想起更为深远的意义。从前也有人偶然表现出若干异能——预感、"前世"、千里眼影像、心灵治疗天赋，这些很快就会被斥为无稽之谈，或被贬为大胆妄为的伎俩。这群科学家的成果，暗指这类能力非属异常，也非罕见，而是所有人都有的本领。他们的成果暗示，人类拥有的能力，超乎想象之所能及。我们都远比自己所想更有本事。如果我们能够依循科学途径来认识这种潜能，那么我们说不定就能学会如何系统地运用这类本领。这就能够大幅改进我们的生活，从沟通和自我了解，到我们与所处物质世界的互动等无所不包。科学能够帮助我们了解自己，最终认识本身的所有潜能，促使我们踏上人类历史的最后演化阶段。

这类实验也协助确认另类医学的功效，就实际经验方面来说，这已经有确切证据，却从来不知其所以然。如果我们能够创建从能量层级来治疗人类的医学科学，探出自己处理"能量"的明确本质，那么在改善健康方面，这就拥有难以想象的潜在用途。

这类发现也为传统文化的先贤智慧与民俗传说提供了科学证据。他们的理论从科学角度，验证了许多神话和信仰，尽管人类自古对这类理念都信奉不移，迄今却只能仰赖信心。他们这一切成果，为人类智者早就了解的知识搭起一套科学架构。

就如许多"原始"文化之所见，澳大利亚传统土著居民也认为岩石、石块和山脉都是活的，而且我们"吟唱"，让世界成真——我们是在命名时创造万物。布劳德和雅恩的发现证明这可不是迷信。阿丘雅族和华欧拉尼族印第安人就是抱持这种信念。追究到最底层，我们确实彼此分享梦境。

这场即将来临的科学革命，预示着二元论就要终结。科学要证明确实有高等集体意识存在。不再需要两套真理，科学真理和宗教真理可以有一以贯之的世界观。

这场科学思想方面的革命，也很可能让我们恢复乐观意识，人类的这种自我乐观感受早被剥夺，罪魁祸首是20世纪枯槁的哲学体系，主要就是衍生自科学所信奉的观点。我们并非生来孤单，也不是在漠然的宇宙中的孤寂行星上过着悲惨的生活。我们一向都不孤单，始终都是大我整体的一部分。自古以来，我们始终都身处万物的核心。万物并未零落瓦解。核心确实存续，而且是我们的支撑才使其不致坠落。

我们的力量远超过我们所知，我们有能力疗愈自己、亲友，甚至我们的社群。我们每个人都有这种本领——并能凝聚成更强大的集体力量——来改善我们此生的命运。我们的生活，就所有方面来讲，都掌握在我们手中。

这些都是大胆的洞见和发现，却几乎无人听闻。30年来，这群先驱都是在小型数学研讨会上陈述其发现，或是在为推广前缘科学交流而筹办的年会上，针对极小型科学团体发表所得。他们都了解、景仰彼此所做的研究，而且在这类小型聚会上也都受到同侪的认可。这群科学家多半是在年轻时代就有所发现，随后偏离坦途，最终以此为一生的志向，而在此之前，他们都已经深受敬重，甚至为人景仰。如今他们都将到达退休的年龄，然而在更广大的科学界，他们的研究成果却始终未能发扬光大。他们就像哥伦布，没有人相信他们返航所述的经历。他们的观点被人忽视，科学界依旧死守信念，坚信地球是平的。

就零点能量场而言，也只有太空推进活动方面的东西才为人采信。尽管他们的科学协议非常严谨，正统学界却没有人认真钻研他们的其他发现。一些人，如邦弗尼斯特，则只有遭受排挤的份。如今米切尔已经 71 岁，多年以来，他四处讲述自己对外层空间进行探勘的成就，靠演讲筹款来投入他的意识研究。雅恩不时还会撰写论文，提出无懈可击的统计证据，递交给工程学期刊，结果对方皆马上退稿，不予刊登。原因和科学无关，而是由于其内容足以撼动现有的科学世界观。

不过，雅恩和普索夫以及其他科学家，都了解自己所得的意义。所有人都依旧不屈不挠，抱持真正发明家的自信埋头苦干。旧方法只不过是个热气球。科学进展始终要不断面对阻力。新观念始终要被看成异端。他们的证据很可能会彻底改变世界。多方领域都要去芜存菁，还有些途径则会消失。许多途径或许要成为迂回的旁支，甚至是死路一条，不过，初步的试验性探索总算是完成了。这是个起点，是第一步。真正的科学，全都是这样开始的。

# 致　谢

本书缘起于 8 年之前，那时我在工作期间不断巧遇奇迹。这里并不是采用通俗的讲法，不是指海水分开或面包无止境地增长，而是指和我们的信念不符、完全违背世界运作道理的现象，因此还是可以视为奇迹的。我遇上的奇迹都是涉及疗愈方面的严谨的科学证据，而这些疗法，却彻底违反我们人类的生物学原理。

举例来说，我找到几项很不错的顺势疗法研究。这些研究都采用随机双盲设计，还纳入安慰剂控制组（现代科学药学研究的金本位制），结果显示，你可以把一种物质稀释到极端稀薄，连一粒分子都没有留下来，再把这种（和纯水并没有两样的）稀释液拿给病人服用，结果却能够改善病情。我发现有些针灸研究也能产生类似的结果，沿着所谓的能量经络，在身体特殊定点用细针穿刺皮肤，这些严谨的研究都能证明，针灸对特定病情具有疗效。

至于心灵疗愈现象，尽管有些研究的质量很差，却有几项还不错，足以显示这其中出现了很有意思的现象，因此说不定远程心灵治疗还真的有些道理，并不只是安慰剂或正面感受的作用。这其中有许多研究，甚至连病人都完全不知道有人想要借心灵来治疗他们。然而，却有证据显示，有些人能够在一段距离之外，集中注意某位病人，还以若干手法缓解他的病情。这类发现令人惊奇，却也让我极感不安。

这类做法的根本原理和现代科学有关人体的基本依据完全相左。这些医学体系据说都是在"能量层级"发挥作用，不过我也不断揣测，他们所讲的到底是指哪种能量。

另类人群经常使用"微妙能量"一类的术语来抒发见解，不过，我还想追根究底，并不以此为满足。这种能量是从哪里来的？储存在哪里？有什么微妙之处？这是不是人类能量场一类的东西？还有，是不是除了可以解释另类疗愈方法之外，这类能量还能解答生命中的许多未解谜团？是不是有某种能源，我们还不是真正了解？

倘若顺势医疗等做法能够生效，那么这就要颠覆我们对本身的肉体和生物真相的一切信念。这两者（顺势疗法和正统医学）肯定有一种是错了。这就等于是一种新的生物学、一种新的物理学，也似乎有必要接纳所谓的能量医学，采信其中所含的道理。

我开始私下探究，追查是否有任何科学家针对暗含另类世界观的领域进行研究。我前往世界许多地区，面见物理学家和从事其他先端研究的顶尖科学家，足迹遍布俄罗斯、德国、法国、英国、南美洲、中部美洲和美国。我和其他国家的许多科学家通过书信、电话联系。我参加研讨会，聆听现场提出的崭新激进发现。基本上，我决定只采信论述有凭有据，能遵循严谨科学准则做研究的科学家的发言。这种专门研究能量和疗愈的另类人群已经带了相当多的揣测成分，我希望一切新理论都能够有扎实的基础，采用可以验证的数学或实验精确方程为本，构成真正的物理学，来推敲解析并做理解。由于我打算借由科学来论断传统和另类医学孰是孰非，因此也可以说，我希望科学界能够为我提供一套新科学。

一旦开始探究，我找到了一个由顶尖科学家组成的人群，他们的人数虽少，却能团结一心，而且全都非常有名望，所有人都投入相同领域，针对若干细节进行研究。他们的发现令人难以置信。他们所从事的研究，恐怕要推翻生物化学和物理学的现有定律。他们的研究成果，不只是能够解释顺势疗法和心灵疗愈术可能产生的效应，他们的理论和实验，也融合构成一套新科学，一套崭新的世界观。

《疗愈场》集中讨论书中所提及的重要科学家的观点，大半内容都是根据访谈所得来铺陈，再加上钻研他们发表的重要著作的阅读心得。其中最主要的学者包括：雅克·邦弗尼斯特、威廉·布劳德、布伦达·邓恩、贝恩哈德·海施、巴西尔·希利、罗伯特·雅恩、埃德·梅、彼得·马瑟、埃德加·米切尔、罗杰·纳尔逊、弗里茨—阿尔贝特·波普、卡尔·普里布拉姆、哈尔·普索夫、迪安·雷丁、阿方索·鲁埃达、沃尔特·申普、玛莉莲·施利茨、赫尔穆特·施密特、伊丽莎白·塔尔格、拉塞尔·塔尔格、查尔斯·塔特和侯美婉。他们对我大力协助、鼓舞打气，或亲自面见，或通过电话、信函联系。这些科学家多半都接受了我好几次采访，还有许多人和我讨论了不下十次。我衷心感谢他们让我这么频繁前往请教，针对诸般事项下苦功一再核查。他们拨冗一再接见，还指正我的疏失，他们对我的帮助不可估量。

我特别要向迪安·雷丁致谢，他教我统计学知识，还有普索夫、波普和马瑟，他们等于是给我上了一堂物理学课，普里布拉姆教给我脑神经动力学知识，此外，米切尔还与我分享了最新的发展态势。

我还要对以下人士表达谢意，他们全都曾经与我讨论过或有书信来往：安德烈·阿波斯托尔、汉茨·贝茨、迪克·比尔曼、马尔科·比斯科夫、克里斯滕·布洛姆—达布、理查德·布劳顿、托尼·邦内尔、威廉·科利斯、德博拉·德拉诺伊、苏伊伯特·厄特尔、乔治·法尔、彼得·芬威克、彼得·加利亚夫、瓦莱丽·亨特、埃奇奥·因辛纳、戴维·洛里默、休·麦克弗森、罗伯特·莫里斯、理查德·奥布西、马塞尔·奥迪耶、贝弗利·鲁比克、鲁珀特·谢尔德雷克、丹尼斯·斯蒂林斯、威廉·蒂勒、马塞尔·特拉奇、迪特尔·瓦伊特尔、哈拉尔德·瓦拉赫、汉斯·文特和汤姆·威廉森。

有大批书籍和论文都对我的思想和结论产生了影响，这里我要特别提出雷丁的《有知的宇宙：心灵现象的科学真相》(纽约：哈珀－埃奇，1997）和理查德·布劳顿的《超心理学：科学罗生门》（纽约：巴兰坦，1991），感谢两书作者就心灵现象汇整证据；铎西医师写了多本书籍，探讨心灵疗愈并提出非常有用的证据；还有埃尔文·拉兹洛，感谢他的《相互关联的宇宙：跨领域一统理论的概念基础》（新加坡：世界科学，1995）一书，其中就真空提出了几项奇妙的理论。

我要特别向哈珀·柯林斯出版社工作团队表达谢意，特别是我的编辑团队，包括拉里·阿什米德和克丽丝塔·斯特罗威尔，谢谢他们支持这项计划，提出中肯的建议，并鼓励我。这里也特别要感谢辛勤整理手稿的安德鲁·科尔曼。此外还要谢谢我的《医师对你隐瞒的事情》工作团队的鼓励和支持，特别是朱莉·麦克莱恩和沙淋·翁，她们在最后时刻出手帮忙，做出了重大贡献；还有凯茜·明戈，有这位可靠的帮手，我才能够兼顾家庭和工作。

我要特别谢谢我的英国代理人彼得·鲁宾逊，还有我的国际代理人丹尼尔·贝诺尔，感谢他们以很大的热情接下这项计划。这里也必须特别提出我在美国的代理人拉塞尔·卡伦，感谢他全心投入，坚定地推动这项计划，这种表现令人赞佩。

这里要特别提到我的孩子，凯特琳和安雅，从她们两人身上，我每天都有疗愈场的一手体验。和往常一样，这本书的最大功臣要数我的先生布赖安·哈伯德，他让我了解这本书的真正意义，也让我认识到了相互关系的真正意义。

## 作者简介：

[美]琳内·麦克塔格特（Lynne McTaggart）

国际知名作家，美国记者，专门从事现象调查及报道，并创建了念力全球网。著有《念力的秘密》《念力的秘密2》等。20世纪80年代中期旅居英格兰，创办了时事通讯《医师对你隐瞒的事情》，每期发行数十万份。

## 图书在版编目（CIP）数据

疗愈场 /（美）琳内·麦克塔格特著；蔡承志译 .
-- 北京：中国青年出版社，2020.6（2025.5 重印）
书名原文：The Field:The Quest for the Secret Force of the Universe
ISBN 978-7-5153-6061-4

I. ①疗… II. ①琳… ②蔡… III. ①精神疗法 IV. ① R749.055

中国版本图书馆 CIP 数据核字（2020）第 095921 号

著作权合同登记号：01-2016-5865
The Field
Copyright © 2002 by Lynne McTaggart
Published in the United States by HaperCollins Publishers, Inc.,
New York,New York
中文简体字版权 © 中国青年出版社 2016

## 疗愈场

作　　者：[美] 琳内·麦克塔格特
译　　者：蔡承志
责任编辑：吕娜　王超群
书籍设计：瞿中华
出版发行：中国青年出版社
社　　址：北京市东城区东四十二条 21 号
网　　址：www.cyp.com.cn
经　　销：新华书店
印　　刷：山东新华印务有限公司
规　　格：787mm×1092mm　1/32
印　　张：9.75
字　　数：180 千字
版　　次：2020 年 6 月北京第 1 版
印　　次：2025 年 5 月山东第 4 次印刷
定　　价：69.00 元
如有印装质量问题，请凭购书发票与质检部联系调换。联系电话：010—57350337

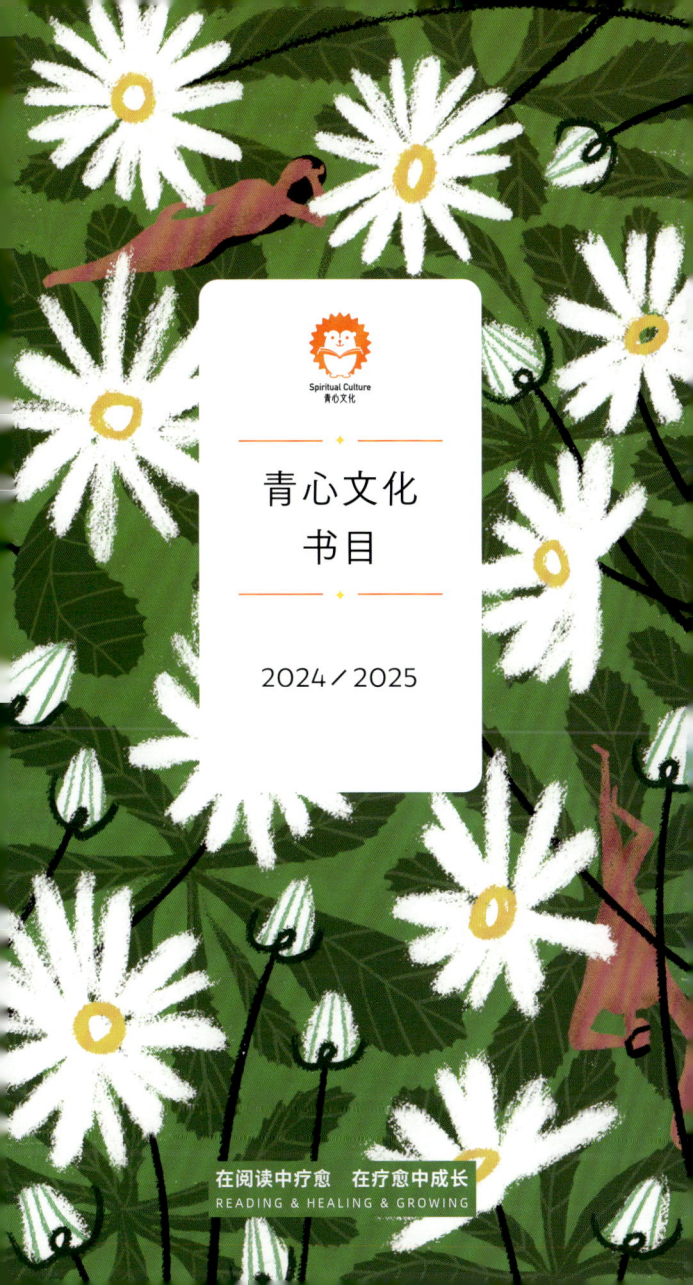

青心文化
书目

2024／2025

在阅读中疗愈 在疗愈中成长
READING & HEALING & GROWING

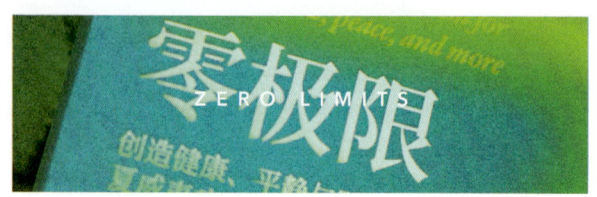

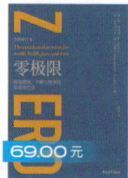

**《零极限：创造健康、平静与财富的夏威夷疗法》**

[美] 乔·维泰利 / [美] 伊贺列卡拉·修·蓝 / 著 | 胡 尧 / 译

　　作为世界超级畅销书，由《秘密》作者之一乔·维泰利主笔，讲述了他在一个夏威夷精神病院中遇见世界上奇特的治疗师修·蓝博士的故事。如果你用不受限的眼光看世界，让心智回到"零极限"的状态里，那每一件事都是可能的。

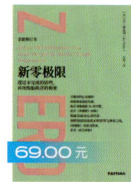

**《新·零极限》**

[美] 乔·维泰利 / 著 | 彭 展 / 译

　　正宗《零极限》续集！《零极限》没说完的事，本书一次告诉你！附带超值附录，只有参加"荷欧波诺波诺"课程才能学到的奥秘！

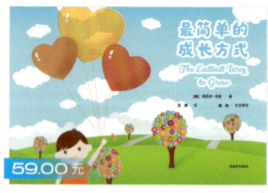

　　零极限少儿读本

**《最简单的成长方式》**

[美] 玛贝尔·卡茨 / 著 | 吕 娜 / 译

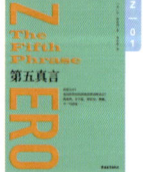

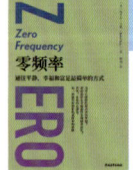

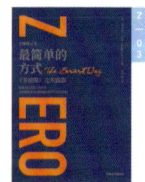

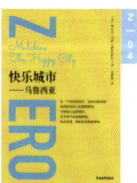

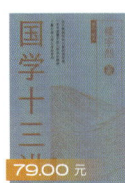

### 《国学十三讲》

**楼宇烈 / 著**

北大教授写给大众的十三堂国学课，主要围绕中国文化中的人文精神、儒释道文化中的修养智慧、艺术精神与人格养成等内容展开。为现代人提供一套充盈着传统文化智慧的修身修心方案，让国学为当下大众所用。

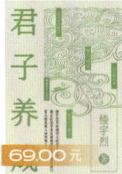

### 《君子养成》

**楼宇烈 / 著**

这是一本培养孩子成为君子的方法之书，深入解读传统成人之道。本书既为父母提供教育孩子的传统智慧，又是一份给父母修己修心的成长指南。通过教之以为人之道和为学之方，让人明白"家教"到底教什么。

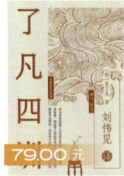

### 《了凡四训》

**[明] 袁了凡 / 著　刘伟见 / 译**

明代思想家袁了凡写给后代的人生修炼法则，一本书读懂传统修身养性之法。从"立命、改过、积善、谦德"四个层面，找到"命由我作，福自己求"的修己持正之道，培养内心的正知正见。

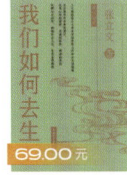

### 《我们如何去生活》

**张立文 / 著**

一本书看透生活的本质，找到生命扎根的地方。哲学大家张立文从"人为什么活着""怎样去正确地对待婚姻和家庭"等日常问题入手，教你用传统和合之道，认清现实的真相，时刻安顿好身心，享受自然而然。

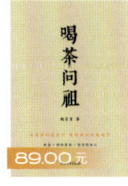

### 《喝茶问祖》

**鞠肖男 / 著**

好茶 = 好的原料 + 恰当的加工！为喝茶的朋友们，能明明白白地喝茶！作者专研寻找茶的发源地，究竟茶的根本，最终形成了认识茶的新体系，从而让读者对什么是好茶，如何泡出一杯好茶，有更加清晰的认知。

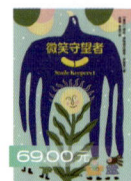

### 《微笑守望者1》【新书推荐】

[塞尔维亚] 纳达·伊格纳托维奇·萨维奇 / 著 ｜ 娅锦 李迪 / 译

这不是教科书，而是开启沟通的钥匙！64 个沉浸式工作坊，200+ 场趣味情境游戏，把教室变成情绪游乐场，学习会在玩耍中发生！这是一本写给5-15岁孩子们的非暴力沟通手册。在游戏互动中，孩子们会学到：如何与他人好好相处；如何表达自己的愤怒、担忧和悲伤；如何有效化解冲突与矛盾……《微笑守望者1》适用于5-10岁儿童。

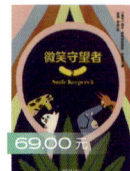

### 《微笑守望者2》【新书推荐】

[塞尔维亚] 纳达·伊格纳托维奇·萨维奇 / 著 ｜ 娅锦 李迪 / 译

教育家福禄贝尔曾说："玩耍是人类童年时期发展的最高表现，因为只有玩耍才能自由地表达孩子的灵魂。"本书正是一本写给5-15岁孩子们的非暴力沟通手册，场景化教学设计 × 可视化教学指引 × 分龄适配指南，适合一线教师、NVC 培训师、心理学专家等，带领学生进行游戏。《微笑守望者2》适用于11-15岁儿童。

## N - 非暴力沟通系列

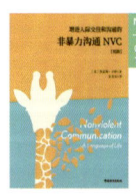 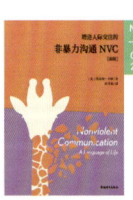 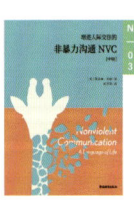 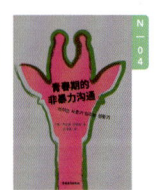

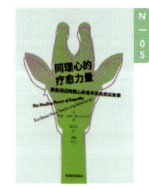

01 《非暴力沟通教材·初级》 ｜ 69.00 元

02 《非暴力沟通教材·中级》 ｜ 69.00 元

03 《非暴力沟通教材·高级》 ｜ 59.00 元

04 《青春期的非暴力沟通》 ｜ 69.00 元

05 《同理心的疗愈力量》 ｜ 79.00 元

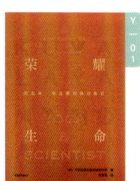 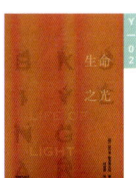 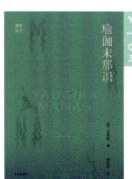 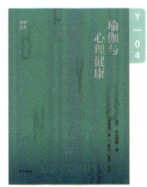

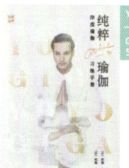 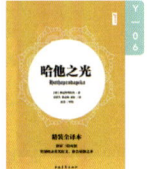 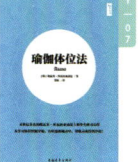 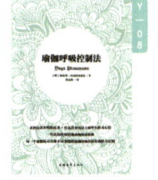

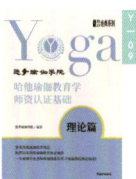 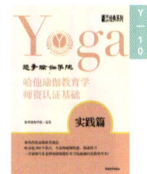 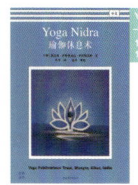 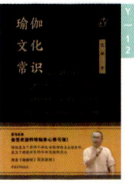

## Y - 瑜伽系列

01 《荣耀生命》 | 99.00 元

02 《生命之光》 | 79.00 元

03 《瑜伽末那识》 | 59.00 元

04 《瑜伽与心理健康》 | 59.00 元

05 《纯粹瑜伽》 | 99.00 元

06 《哈他之光》 | 89.00 元

07 《瑜伽体位法》 | 59.00 元

08 《瑜伽呼吸控制法》 | 59.00 元

09 《哈他瑜伽教育学师资认证基础·理论篇》 | 69.00 元

10 《哈他瑜伽教育学师资认证基础·实践篇》 | 89.00 元

11 《瑜伽休息术》 | 59.00 元

12 《瑜伽文化常识》 | 79.00 元

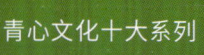

# 青心文化十大系列

**Z** - 零极限系列（Zero limits）

**S** - 心灵与科学系列（Spirit & Science）

**E** - 个人探索系列（Exploration）

**M** - 大师系列（Master）

**N** - 非暴力沟通系列（NVC）

**P** - 亲子系列（Parenting）

**I** - 亲密关系系列（Intimate）

**Y** - 瑜伽系列（Yoga）

**C** - 明见·国学系列（Chinese Culture）

**G** - 人间清醒·才女系列（Self & Growth）

扫码加好友，抢先享福利！
每月赠书，与编辑面对面！